¿Qué puedo
COMER
si estoy
EMBARAZADA?

¿Qué puedo COMER si estoy EMBARAZADA?

Elisenda Roca / Dra. Carlota Basil

Con la colaboración de la dietista Anna Villanueva

Grijalbo

Título original: *Què puc menjar si estic embarassada?*

Primera edición en U.S.A.: marzo, 2004

© 2004, Elisenda Roca y Carlota Basil
© 2004, Random House Mondadori, S. A.
   Travessera de Gràcia, 47-49. 08021 Barcelona
© 2004, Noemí Gallardo Llobet, por la traducción
© Ilustraciones: Clara Roca Mainar

Printed in Spain – Impreso en España

ISBN: 1-4000-9457-7

Distributed by Random House, Inc.

Índice

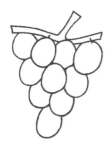

Agradecimientos

Este libro no hubiera sido posible sin la colaboración de la dietista Anna Villanueva. A ella tenemos que agradecerle sus consejos, sus observaciones y aportaciones sobre las propiedades de los alimentos, pero sobre todo su forma de ser y de hacer tan motivadora, siempre dispuesta a resolvernos cualquier duda y poner a nuestro alcance sus vastos conocimientos sobre nutrición.

Gracias también a la doctora Montserrat Andreu, digestóloga, y al doctor Albert Goday, endocrinólogo del Hospital del Mar de Barcelona.

Podemos aseguraros que las algas no son sólo aquello que a menudo se nos enreda en nuestras piernas cuando nadamos en el mar gracias a Toni Romero y sus ensaladas y arroces con algas de sabores sorprendentes para nuestros ignorantes paladares. Gracias a Joan Roca, por recordar los sabios consejos del sabio doctor Ferrándiz, un pionero de la naturopatía en nuestro país, un osteópata y homeópata *avant la lettre*.

A Narcís Comadira por compartir sus fórmulas magistrales y convertir los alimentos en poesía. A Rubén de la Herboristería del Rey, por el secreto de las hierbas lecheras.

A Clara Roca, por llenarnos la nevera, el congelador y la despensa de buenas ilustraciones.

A la doctora Alba Vilas, por estar siempre a nuestro lado cuando la necesitamos: sabes que también cuentas con nosotras para lo que quieras.

Y a Laura Álvarez, Àngela Milà, Ferran López y Núria Tey por su confianza y por formar un equipo formidable.

Y a todas las lectoras. ¡Buen provecho!

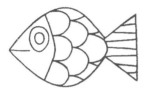# La importancia de una buena nutrición

No sabemos qué acostumbras a comer diariamente, pero si estás leyendo este libro estamos seguras de que esperas un hijo y de que estás interesada en saber cuál debe ser la alimentación adecuada para llevar a buen término el embarazo. Los buenos hábitos alimenticios han de adquirirse desde bien pequeños. ¿Recuerdas cuando eras niña y tu madre o tu padre te hacían comer de todo, aunque hubiese platos que no te gustasen? «Acábate la verdura», «Debes comer ensalada», «¡Despierta, ya te he preparado el zumo de naranja!», «No te olvides del bocadillo para el colegio», «¿Quieres que te ayude a pelar la manzana?» Seguro que reconoces la voz de tus padres. Ellos eran los responsables de que siguieras una alimentación que te proporcionase los nutrientes fundamentales que todo niño necesita para crecer sin carencias y tener una buena salud.

Pero ¿qué ocurre cuando nos hacemos mayores y debemos cuidarnos solitas? ¿Cuando no hay nadie que nos ponga el plato en la mesa? ¿Cuando depende de ti y solo de ti seguir una dieta equilibrada, comer alimentos variados? Ciertamente, la mayoría de nosotras, debido al frenético ritmo de vida que llevamos, a menudo nos olvidamos de ellos, sin darnos cuenta de la importancia que tienen para el buen funcionamiento de nuestro organismo. «Yo nunca desayuno.» «Con un café ya tengo bastante», o a media mañana en el bar de la esquina, «Ponme un donut, ah, ¿no te quedan? Pues un cruasán». O bien, «Solo tengo diez minutos para comer algo rápido antes de la reunión», o también, «Por la noche, llego a casa tan cansada que pico cualquier cosa y ya he cenado», son frases que hemos pronunciado alguna vez... o demasiadas veces. La alimentación no es algo banal, resulta vital.

Siempre hemos oído decir que el cuerpo humano es una máquina perfecta. Muy bien, pues ahora piensa en el cuidado que tienes de las auténticas máquinas que te rodean y que utilizas diariamente para que funcionen a la perfección y no te fallen. Tu ordenador está protegido por un potente antivirus para que no se destruyan tus archivos y no falle su memoria. Tu nevera está siempre lista, con una buena reserva de alimentos en su interior, y siempre procuras tirar aquellos productos que ya han caducado o controlas que ninguno de ellos se estropee dentro. Seguramente utilizas un producto contra la cal del agua para que no se obstruyan los conductos de la lavadora o el lavavajillas. Cargas diariamente la batería de tu móvil. Cambias la pila de tu despertador cuando es necesario para llegar siempre a tiempo y no retrasarte. Y si tienes coche o moto, le echas gasolina y aceite para que no te deje tirada en medio de la autopista. Y sobre todo, no lo dejas inmovilizado en el garaje durante mucho tiempo porque puedes quedarte sin batería.

Si cuidamos tanto de los aparatos mecánicos tan cercanos y necesarios, ¿por qué a menudo descuidamos nuestro cuerpo?

Como si se tratara de una máquina, nuestro organismo debe estar bien alimentado, hidratado y con la batería cargada. Hemos de cuidarlo por dentro y por fuera. Por tanto, debemos huir del sedentarismo y hacerlo funcionar. Y debemos regalarle una dieta variada para nutrirlo adecuadamente. La alimentación es uno de los pilares fundamentales para gozar de buena salud. De hecho, podríamos decir que no es lo mismo alimentarse que nutrirse. Hay alimentos que no nos nutren, es decir, que no reparan las pérdidas materiales de nuestro organismo y no nos aportan la energía suficiente para que este funcione.

La *alimentación* consiste en proporcionar al cuerpo las materias necesarias para seguir funcionando, y la *nutrición* es uno de los resultados de la alimentación; aumenta la sustancia de los órganos en crecimiento, repara el desgaste de los tejidos y proporciona energía.

Una de las cosas que notarás de repente, al comienzo del embarazo, será que tu glándula pituitaria está más sensible. Los olores pasarán a un primer plano y, en consecuencia, el sentido del gusto se acentuará, notarás más los sabores. Es probable que eso haga que tengas un hambre de lobo. Debes tener cuidado. Si te nutres como es debido, tendrás las reservas necesarias para llevar a buen término la gestación, hacer frente al esfuerzo del parto y recuperarte mejor después de tener al bebé. Una buena nutrición contribuye a evitar la anemia, muy frecuente en las embarazadas, y otros trastornos meno-

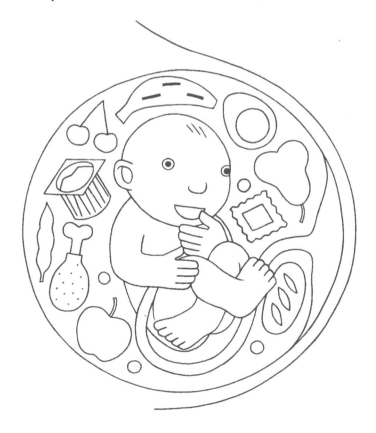

res como el cansancio, los calambres en las piernas o engordarte más de la cuenta. Tu cuerpo cambiará mucho en estos nueve meses. Debes ser consciente de que tu *máquina* corporal se prepara para dar cabida a tu criatura y se irá adaptando para que quepa y se encuentre cómoda. En tu interior todo ha empezado a trabajar y a adecuarse para que crezca y nazca una nueva personita.

¿Por qué hablamos de la dieta de la embarazada?

Uno de los temas que más preocupa a las mujeres que esperan un hijo es qué tipo de alimentación deben seguir durante el embarazo. De hecho, es la pregunta estrella en las consultas ginecológicas. De ello hablan muy a menudo dos embarazadas cuando se encuentran. Y no se equivocan al preocuparse por esa cuestión. No, no queremos amargarte los nueve meses de gestación haciendo que pases hambre. *No se trata de que ahora te pongas a régimen.* Nuestra intención es que adquieras unos hábitos alimenticios que quizá no tenías, que te nutras como es debido, en definitiva, que cuides de ti misma y de la criatura que llevas dentro.

Abrimos el diccionario y buscamos la palabra *dieta*. Dice: *Régimen de alimentación en el que el médico limita, prohíbe o prescribe determinados alimentos.* Visto así puedes alarmarte y desesperarte pensando que ya no podrás comer aquello que tanto te gusta. Falso. Pero sí tendrás que *limitar* la ingesta de grasas saturadas, se te *prohibirá* comer carne cruda si no has pasado la toxoplasmosis, no podrás zamparte por ejemplo un buen *steak-tartare*, y te *prescribiremos* alimentos que favorecerán tu salud durante esos meses de espera. No se trata de comer poco, sino de comer bien.

La aportación de nutrientes y su metabolismo tienen una gran importancia durante el embarazo y, posteriormente, en la lactancia.

Recuerda que el rápido crecimiento del feto, que llega a doblar su peso en solo seis semanas dentro del útero, depende de la aportación de los nutrientes que recibe a través de tu placenta. Como madre gestante debes saber que tu alimentación puede condicionar la salud y el desarrollo de la criatura.

Pero a las futuras madres como tú también les preocupan otros factores de la dieta y el embarazo: unas tienen miedo a engordar demasiado; otras sufren ansiedad, siempre hambrientas aunque hayan acabado de comer; algunas no tienen nada de hambre y muchas creen, equivocadamente, que ahora deben comer por dos.

¡Atención! Si estabas siguiendo un régimen para adelgazar antes de quedarte embarazada, tenemos que recordarte que la Organización Mundial de la Salud, la OMS, recomienda que no se sigan dietas más bajas de 1.800 kilocalorías durante el embarazo. *Basta de hacer dietas extrañas por tu cuenta.* Únicamente deberás seguirla al pie de la letra si tu médico lo cree conveniente.

Este es un libro indicado para todo tipo de mujer: la embarazada que cada día come fuera de casa y dispone de una carta en el restaurante llena de tentaciones; la que está todo el día en casa y no para de picar; la que tiene náuseas y ve que precisamente ahora se adelgaza; la que se agobia pensando si ha pasado o no la toxoplasmosis y le encanta la carne cruda; la que es vegetariana; la que todo le repite; la que tiene ardor de estómago; la que siente asco delante de su comida preferida… Todas ellas encontrarán respuesta en este libro y, además, menús para cada día y para cada ocasión y ejercicios para mantenerse en forma durante estos nueve meses de dulce espera.

Somos lo que comemos

El ser humano es omnívoro, es decir, puede comer de todo. Otra cosa es la elección personal de cada uno: están los que nunca comen carne, otros que no toleran la leche, a algunos no les gusta la verdura, e incluso hay personas que hace años que no prueban la fruta. ¿Qué tendríamos que comer? A poder ser de todo y sin abusar de nada. Los alimentos son el combustible que genera la energía necesaria para que nuestro cuerpo funcione. Una buena definición de alimento sería: toda sustancia capaz de reparar las pérdidas de materia y energía del organismo y de proporcionarle las que necesite para seguir funcionando normalmente.

Ahora que estás embarazada tienes que nutrirte de manera óptima para que esta pequeña y perfecta máquina que late dentro de ti reciba toda la energía para su perfecto desarrollo. Piensa que durante el embarazo tú eres la única fuente de nutrición para tu bebé. Él consumirá tus reservas. Por lo tanto, tu alimentación tiene que ser rica en vitaminas y minerales, sobre todo hierro y calcio, proteínas e hidratos de carbono. Eso proporcionará los nutrientes esenciales, la energía y todo lo que tu hijo necesita.

Las claves de una alimentación saludable

1. Cubrir las necesidades alimenticias de la madre.
2. Satisfacer las exigencias nutritivas debidas al crecimiento del feto.
3. Preparar el organismo materno con el fin de afrontar mejor el parto.
4. Asegurar las reservas suficientes para la producción de leche materna durante la futura lactancia.

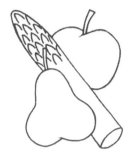

Mirémonos al espejo

La constitución física

¿Has pensado alguna vez qué tipo de rasgos tiene tu cuerpo? Nos referimos a tu cuerpo antes de quedarte embarazada. Nosotros, hombres y mujeres, nos distinguimos por tener diferentes características físicas. No estamos hablando de la belleza o fealdad del rostro, sino de la constitución de la figura humana. Nuestra morfología se distingue en varias categorías. Queremos explicarte las más comunes; seguramente descubrirás cuál es la tuya e incluso reconocerás la de tu pareja o la de otras personas de tu entorno.

Aquí las tienes clasificadas:

Constitución atlética. Es lo que consideramos una figura normal, que presenta un desarrollo armónico, proporcionado, regular. Correspondería a una persona de estatura media y complexión fuerte. De hecho, es la más común.

Constitución asténica. Se caracteriza por un cuerpo más bien delgaducho, predomina un crecimiento en altura, su estómago es dilatado y suele tener un temperamento nervioso. En definitiva, son personas altas, con tendencia a ser delgadas y tener extremidades largas.

Constitución pícnica. Esta figura corporal tiende al redondeo, predomina la poca altura y está asociada al sobrepeso. Se reconocen por tener dedos más bien cortos, uñas achatadas, un rostro donde sobresalen unos buenos mofletes y generalmente acostumbran a ser más tranquilos de carácter.

La distribución de la grasa.
Forma de pera y forma de manzana

Es evidente que con el embarazo ganarás peso, deberíamos preocuparnos si no fuese así. Tu cuerpo cambiará, tu silueta se irá adaptando al desarrollo del bebé que va creciendo en tu interior. De hecho, no debe inquietarte en absoluto ir ganando kilos. Ahora bien, antes del embarazo, ¿recuerdas qué forma tenía tu cuerpo? ¿Dónde se te acumulaba la grasa? Presta atención: lo que queremos explicarte es que no toda la grasa se acumula en el mismo sitio y que esta distribución es la que puede determinar un cierto riesgo para tu salud, si no te cuidas. La pregunta ahora no sería cuántos kilos de más pesabas antes del embarazo, sino *dónde se encontraban repartidos esos kilos de más.*

Hombres y mujeres engordan de manera diferente. Se han establecido dos tipos según la forma característica de cada uno: androide y ginoide.

Distribución androide, conocida también como *forma de manzana.* Aquí la grasa se acumula en la región abdominal. El hombre tiene tendencia a acumular la grasa en el cuello y en la mitad superior del abdomen; predomina en él la masa muscular y la grasa profunda. El sobrepeso y la obesidad masculina o androide se asocian a enfermedades serias como la diabetes y las enfermedades cardiovasculares.

Distribución ginoide, o en *forma de pera*. En este caso, la grasa se acumula en los pechos, la mitad inferior del abdomen, en las caderas y en los muslos, donde predomina la grasa superficial. Las mujeres acumulan los kilos en esa zona y por eso se dice que tienen forma de pera. El sobrepeso y la obesidad femenina o ginoide afecta principalmente a las articulaciones. Esta distribución de la grasa es más difícil de perder que la androide aunque se siga una dieta baja en calorías. Pero te queda el consuelo de pensar que comporta menos riesgos para tu salud.

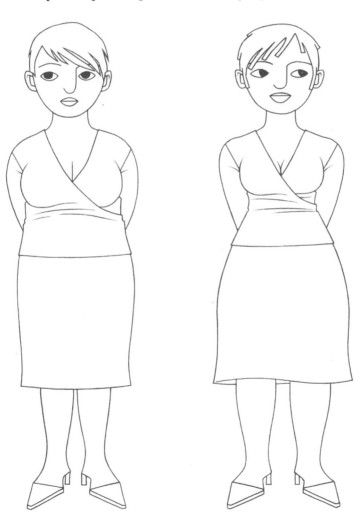

Ahora bien, *el patrón de obesidad masculina puede darse en la mujer.* Por lo tanto, cuando a la mujer se le acumula la grasa en la cintura y en la zona abdominal corre los mismos riesgos de sufrir diabetes, hipertensión arterial o enfermedades cardiovasculares que el hombre. El perímetro de la cintura mide el riesgo de sufrir enfermedades relacionadas con la obesidad de tipo abdominal. En la mujer, el riesgo aparece cuando el perímetro supera los 80 cm. En el hombre, cuando supera los 92.

 Si eres de las que se reconocen en la figura en forma de manzana o androide, tendrás que ir con cuidado para no engordar más de la cuenta durante este período de nueve meses.

¿Cuántos kilos engordaré con el embarazo?

Sería perfecto que engordaras de 11 a 13 kilos en total. Lo más habitual, durante la primera mitad de la gestación, es que la embarazada engorde un kilo cada mes, aproximadamente, hasta las 20-21 semanas. Aunque si eres una gestante de las que vomita por las mañanas, podría ser que en los tres primeros meses no engordaras prácticamente nada, incluso podrías adelgazar un poco.

El aumento de peso durante la primera semana de la gestación se debe más a los cambios del cuerpo por el propio embarazo que al aumento de peso del feto que, en esos meses, es una cosita realmente pequeñita. Vaya, que su peso es muy poco significativo. Para que te hagas una idea, un feto a las 20 semanas pesa unos 300 gramos.

A partir de aquí, será el feto el que engorde y crezca, haciéndote ganar peso a ti.

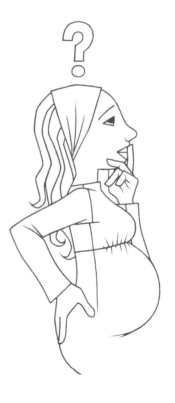

Gráfico de la distribución del peso durante el embarazo

Toda futura madre debe seguir una alimentación equilibrada y rica en calorías para hacer frente a las necesidades del feto. Pero no tiene que ser una dieta irregular, caprichosa e hipercalórica. Para que lo entiendas bien, estos serían los kilos, expresados en gramos, que puedes ganar en el embarazo.

Observa el gráfico:

	PROMEDIO	MÁXIMO	MÍNIMO
Feto	3.500	4.000	2.500
Placenta	600	900	400
Líquido amniótico	800	1.100	500
Útero	900	≈ 900	≈ 900
Mamas	400	≈ 400	≈ 400
Volumen sanguíneo	1.800	2.300	1.300
Líquido intersticial	1.200	> 1.200	800
Depósitos de grasa	1.600	> 1.600	Pérdida
Total	11.000	> 12.500	< 6.800

Aquí puedes ver con claridad la distribución de tu peso y el del feto. Los gramos que observas en el gráfico son estándar. Los que aparecen en el apartado *Depósitos de grasa* son los gramos de más que engordas. Así que estos son los que deberás perder después.

Los del apartado *Líquido intersticial* son los edemas que puedes tener, es decir, la hinchazón que puede producirse, sobre todo en manos y pies. Esta desaparecerá por sí sola, poco a poco, una vez haya nacido el bebé.

Si miras el gráfico y sumas el peso del feto, la placenta y el líquido amniótico, sabrás lo que perderás en el momento del parto. El resto lo irás perdiendo lentamente.

Pasado un mes o mes y medio habrás recuperado prácticamente tu figura, salvo el pecho, si das de mamar. Ahora bien, en realidad hay quien tarda más tiempo en conseguir el peso de antes. Lo importante es no abandonarse pensando que nunca más volverás a recuperar el cuerpo que tenías antes de quedarte embarazada.

Por otra parte, fíjate que en la columna de la derecha aparecen los pesos mínimos. Recuerda que *no es aconsejable seguir un régimen para adelgazar durante el embarazo.* ¡Ni hablar! No tomes «medicamentos» para combatir la obesidad, ni hagas dietas salvajes por tu cuenta. Sigue los consejos de tu médico.

Las 10 reglas de oro

1. No tienes que comer por dos, debes nutrirte bien por tu salud y la del bebé. Por lo tanto, no te atiborres. Los platos llenos a rebosar no te harán ningún bien.
2. Mejor comer poco y a menudo: haz cinco comidas al día, en lugar de dos muy abundantes.
3. Prepara lo que vas a comer cuando no tengas hambre. Y si tienes que pesar los alimentos, pésalos en crudo.
4. Ve a comprar con una lista bien elaborada y no te dejes vencer por la tentación. Trata de hacer una compra que te aporte una dieta variada y equilibrada, rica en vitaminas y minerales, sobre todo hierro, calcio y ácido fólico.
5. No piques golosinas ni patatitas fritas entre horas.
6. Come sentada, sin prisas.
7. Mastica bien los alimentos, no los engullas. Y no te distraigas viendo la tele o comiendo en medio de una reunión de trabajo rodeada de papeles, facturas o proyectos.

8. ¡No hagas ninguna dieta por tu cuenta!
9. Bebe entre 1 y 2 litros de agua cada día. Olvídate de las bebidas alcohólicas.
10. Complementa la dieta realizando ejercicios indicados para el embarazo, sin esfuerzos innecesarios.

Buenas emociones, buenas digestiones

No hay nada más saludable que comer a gusto y rodeada de un buen ambiente. Es fundamental que cuando te sientes en la mesa te olvides de las preocupaciones y comas con tranquilidad. Una comida con los compañeros de trabajo o una cena familiar, en las que se producen discusiones laborales o tensiones debidas a problemas o malas noticias, harán que tu estómago sufra una verdadera revolución. De repente, aparecerá el famoso nudo en el estómago que no es solo una sensación, sino que realmente se trata de una perturbación nerviosa recibida, que se expande rápidamente como si fuera una corriente eléctrica por tu cuerpo y provoca la falta de apetito.

Si la revolución hormonal que supone el embarazo hace que estés más sensible a cualquier contratiempo, rehúye las situaciones incómodas, las peleas y los disgustos. Aléjate de aquellas personas negativas que tienden a amargarse la vida y, si pueden, la de los demás.

Existe una relación directa entre el buen funcionamiento digestivo y las emociones. Por lo tanto, en la mesa siempre alegre.

Planifica la semana

¿Trabajas en casa y te encargas tú de preparar las comidas y las cenas? ¿Eres de las que trabaja fuera y llega a casa a la hora de cenar? Sea cual sea tu situación, es importante que a partir de ahora te organices un poco con el fin de llevar una alimentación ordenada. No puede ser que cada noche llegues a casa cansada y con pocas ganas de ponerte a cocinar, o que te preguntes cada mediodía «¿*y ahora qué como?*». Si no tienes una pareja que cocine para los dos, o una buena cocinera instalada en tu casa, la solución que te proponemos es que diseñes un menú para cada día. De esta forma no tendrás que improvisar, coger lo primero que encuentres en la nevera o lanzarte hambrienta a devorar la bolsa entera de magdalenas que tienes en la despensa.

Aquí te proponemos un ejemplo para toda la semana. Puedes introducir las variaciones que quieras, pero trata de tener la hoja a la vista. Pégala en la nevera.

Guía del menú semanal

	Lunes	Martes	Miércoles	Jueves	Viernes	Sábado	Domingo
Desayuno	• Leche • Cereales • Zumo de naranja natural	• Leche • Tostadas con mantequilla y mermelada • Zumo de pomelo	• Leche • Bocadillo de jamón • Zumo de piña	• Leche • Galletas o brioche • Fruta	• Leche • Cereales • Zumo de piña	• Leche • Bocadillo de queso • Zumo de naranja	• Leche • Pan tostado dextrinado, aceite de oliva y queso fresco
Media mañana	• Yogur	• Fruta	• Cuajada	• Yogur líquido	• Macedonia	• Torta de arroz	• Zumo de naranja
Almuerzo	• Macarrones gratinados • Lenguado con tomate aliñado • Fruta	• Crema de champiñones • Salmón a la plancha con lechuga • Yogur	• Lentejas • Bistec con patatas • Macedonia	• Espaguetis al pesto • Tortilla a la francesa • Compota de manzana	• Revuelto de espárragos y ajetes • Albóndigas con setas • Mousse de yogur	• Ensalada variada o gazpacho • Paella • Requesón	• Verduras a la brasa • Rape a la vasca • Fruta
Merienda	• Miel y requesón	• Pan con tomate y jamón	• Leche y galletas integrales	• Palitos de pan y queso fresco	• Brioche con jamón y queso	• Tostadas con mantequilla y mermelada	• Bocadillo de queso
Cena	• Sopa de verduras • Merluza al horno • Requesón	• Patata hervida con judías • Tortilla de queso • Fruta	• Verduras asadas al horno • Croquetas de jamón o pollo • Flan	• Crema de calabacín • Sepia a la plancha • Yogur	• Coliflor al horno • Atún a la plancha • Compota de ciruela	• Menestra de verduras • Sardinas rebozadas • Manzana al horno	• Sopa de calabaza • Huevos escalfados sobre una base de patatas • Yogur

Recuerda que el fin de semana es ideal para cocinar algunas de estas sugerencias y conservarlas en la nevera o bien congelarlas. Sé una mujer organizada y pon la fecha para recordar cuándo lo congelaste. En la nevera hay alimentos preparados que solo aguantan dos o tres días. En cambio, si los congelas, tendrás más margen de tiempo. Es muy importante no romper la cadena del frío: si descongelas un alimento, no vuelvas a congelarlo. Para descongelarlo, si no dispones de un microondas, saca el recipiente el día antes y déjalo en la nevera. Al día siguiente, al mediodía, lo tendrás listo para calentar y comer. No es necesario que te digamos que si tu pareja cocina de maravilla, enhorabuena. Si a él le gusta la cocina, tú haz de pinche. Y recuérdale que todo lo que tú comes es lo que nutre a vuestro hijo. ¡Que se luzca!

Qué tiene que haber en tu despensa

- Pasta.
- Arroz.
- Sal. Procura comprar la que lleva yodo y flúor.
- Azúcar blanco refinado o, si te gusta, azúcar moreno.
- Cereales. Llevan ácido fólico y muchas vitaminas añadidas.
- Aceite de oliva.
- Miel.
- Legumbres (lentejas, garbanzos, habas).
- Chocolate con un alto porcentaje de cacao.
- Pan. No hace falta que sea pan tostado, puedes consumir pan tierno, pan de trigo recién salido del horno. Pero no está de más que siempre tengas a mano tostadas, pan de semillas o pan dextrinado que lleva mucha fibra y te ayudará a regular el tránsito intestinal.
- Infusiones. El té verde tiene muchas vitaminas.

- Latas de sardinas, de atún, de espárragos, de maíz, de champiñones.
- Galletas con fibra y tortas de arroz. Las encontrarás en las tiendas de dietética.
- Unas cuantas garrafas de agua, por si la que sale del grifo no sabe demasiado bien.

Deja en el fondo de la despensa el tarro de aceitunas; engordan mucho. Retira de tu despensa tentaciones como las galletitas saladas, patatas fritas u otros aperitivos, los frutos secos y la leche condensada.

Qué hace falta en la nevera

Lácteos

Leche, yogures, cuajada, flanes (si tienes tiempo, mejor hazlos en casa), quesitos. Comer queso, además de ser saludable, ayuda a mantener el nivel de calcio necesario para los huesos.

El requesón y queso de Burgos tienen menos calcio, pero también menos grasa (180 miligramos de calcio cada 100 g).

Pero eso no quiere decir que no haya otros quesos: por ejemplo, 100 g de Gruyère o Emmental te aportan 1.080 miligramos de calcio. El parmesano y el queso cremoso también son ricos en calcio.

Mantequilla, rica en vitamina A y D.

Mermeladas

Si has hecho mermeladas caseras, sabrás que llevan la misma cantidad de fruta que de azúcar. Mejor hazlas con fructosa.

Pasta

Además de tener en tu despensa todo tipo de pasta, la que más te guste, disponer de pasta fresca en la nevera te ahorrará tiempo a la hora de hervirla y, sinceramente, resulta más sabrosa.

Soja

Bebida de soja, llamada leche de soja erróneamente, porque no es leche. Si no has tomado nunca, te conviene probarla. Tiene muchas y beneficiosas propiedades. Puede que su sabor te sorprenda, que no acabe de convencerte. Prueba primero la que lleva vainilla. Enseguida te acostumbrarás a su sabor. Es refrescante y sanísima.

Fruta

La que más te guste. Ahora puedes encontrar cualquier fruta todo el año, incluso fuera de temporada, porque la importan de otros países. Puedes tomarla entera, o en zumo. Recuerda, por ejemplo, que el zumo de naranja ayuda a asimilar mejor la dosis de hierro que te hacen tomar cada mañana.

Puedes tener zumos de fruta envasados, por si no tienes tiempo de hacerlos en casa.

Huevos

Un alimento de lo más completo. Aportan calcio, vitaminas y proteínas.

Embutidos

Además de ser ricos en grasas, aportan minerales y sal. Elige los que más te gusten, pero no abuses de ellos. Ojo si tienes el colesterol alto. No te convienen demasiado.

Ensalada y verduras

¡Colorea de verde tu nevera! Rúcula, hoja de roble, canónigo, lechuga, escarola, brotes de soja, alfalfa y otros germinados. ¡Y ponle más colores! Apio, zanahoria, pepino, tomates. Y judía tierna, espinacas, acelgas, calabacín, berenjena, pimientos.

Carnes

Ternera, cerdo, buey y pollo. Si eres de las que prueban otras carnes, puedes intentarlo con el avestruz, el canguro, el ciervo o el caballo.

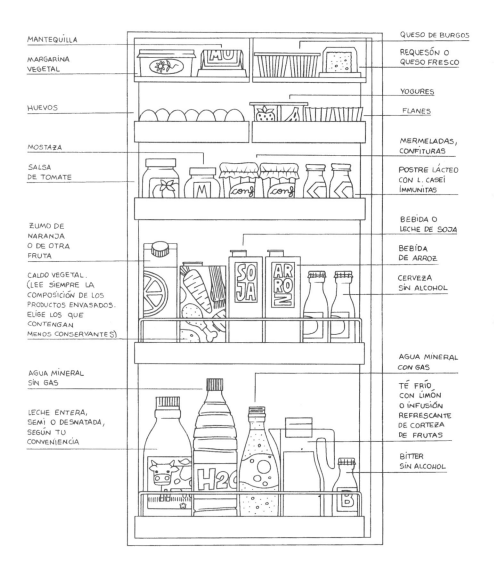

MANTEQUILLA

MARGARINA VEGETAL

HUEVOS

MOSTAZA

SALSA DE TOMATE

ZUMO DE NARANJA O DE OTRA FRUTA

CALDO VEGETAL. (LEE SIEMPRE LA COMPOSICIÓN DE LOS PRODUCTOS ENVASADOS. ELIGE LOS QUE CONTENGAN MENOS CONSERVANTES)

AGUA MINERAL SIN GAS

LECHE ENTERA, SEMI O DESNATADA, SEGÚN TU CONVENIENCIA

QUESO DE BURGOS

REQUESÓN O QUESO FRESCO

YOGURES

FLANES

MERMELADAS, CONFITURAS

POSTRE LÁCTEO CON L. CASEÍ IMMUNITAS

BEBIDA O LECHE DE SOJA

BEBIDA DE ARROZ

CERVEZA SIN ALCOHOL

AGUA MINERAL CON GAS

TÉ FRÍO CON LIMÓN O INFUSIÓN REFRESCANTE DE CORTEZA DE FRUTAS

BITTER SIN ALCOHOL

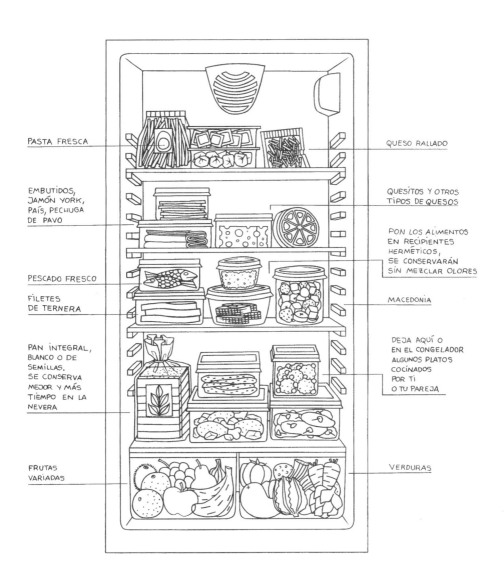

PASTA FRESCA

QUESO RALLADO

EMBUTIDOS,
JAMÓN YORK,
PAÍS, PECHUGA
DE PAVO

QUESITOS Y OTROS
TIPOS DE QUESOS

PON LOS ALIMENTOS
EN RECIPIENTES
HERMÉTICOS,
SE CONSERVARÁN
SIN MEZCLAR OLORES

PESCADO FRESCO

FILETES
DE TERNERA

MACEDONIA

PAN INTEGRAL,
BLANCO O DE
SEMILLAS.
SE CONSERVA
MEJOR Y MÁS
TIEMPO EN LA
NEVERA

DEJA AQUÍ O
EN EL CONGELADOR
ALGUNOS PLATOS
COCINADOS
POR TI
O TU PAREJA

FRUTAS
VARIADAS

VERDURAS

Qué encontramos en el congelador

Si no tienes demasiado tiempo para ir al mercado, ¡congela!
Nada de lo que congeles perderá sus vitaminas.
Verduras de todo tipo (guisantes, judía verde, espinacas...).
Pescado (merluza, lenguado, rape, atún...).
Carne (hamburguesas, pechuga de pollo, filete de ternera...).
Y sobre todo, caldo. El caldo es depurativo y sanísimo.

Acostúmbrate, en caso de no hacerlo, a ir al mercado. Allí encontrarás alimentos de primera calidad. Además, cuando pidas por ejemplo hamburguesas, tú escogerás la carne y te la picarán dos veces, si así lo deseas, y te envolverán individualmente cada pieza para congelar y de esta manera no tendrás que hacerlo en casa.

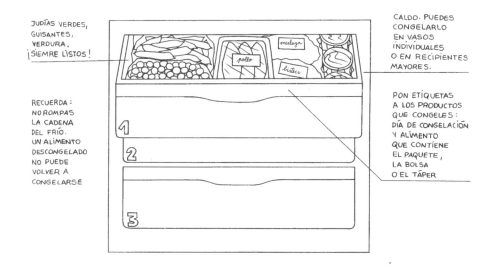

JUDÍAS VERDES, GUISANTES, VERDURA. ¡SIEMRE LISTOS!

RECUERDA: NO ROMPAS LA CADENA DEL FRÍO. UN ALIMENTO DESCONGELADO NO PUEDE VOLVER A CONGELARSE

CALDO. PUEDES CONGELARLO EN VASOS INDIVIDUALES O EN RECIPIENTES MAYORES.

PON ETIQUETAS A LOS PRODUCTOS QUE CONGELES: DÍA DE CONGELACIÓN Y ALIMENTO QUE CONTIENE EL PAQUETE, LA BOLSA O EL TÁPER

merluza

pollo

bistec

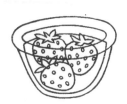

La higiene de los alimentos

Siempre que se manipulan alimentos es fundamental una buena higiene. Ahora que estás embarazada esto es esencial. Tienes que tomar precauciones con el fin de evitar la ingestión de alimentos contaminados por bacterias que podrían provocarte enfermedades peligrosas para ti y para el feto.

- Lávate bien las manos antes de cocinar. Ya sabemos que lo haces, pero nosotras te lo recordamos, nunca está de más.
- Lava con cuidado los alimentos. Frutas, verduras e incluso las ensaladas que van envasadas, aunque en la bolsa te aseguren que las puedes consumir sin hacerlo.
- Comprueba que los cacharros, utensilios y recipientes que utilices estén limpios. A menudo quedan restos, aunque acabes de sacarlos del lavavajillas o los hayas lavado a mano.
- No rompas nunca la cadena del frío. Una vez descongelado un alimento, no vuelvas a congelarlo.
- Evita cualquier alimento que por su aspecto o por su olor te hagan sospechar que están pasados, que han caducado.
- Es mejor consumir enseguida el pescado fresco, si lo conservas en la nevera. Después de tres días, mejor tirarlo. Por su aspecto y sobre todo por su mal olor podrás comprobarlo.
- La carne es mejor que esté bien hecha por dentro, ya sea de ternera o de pollo. No te arriesgues a comer carne cruda,

sobre todo si no has pasado la toxoplasmosis. Este parásito, que a veces se encuentra en la carne cruda, puede complicarte el embarazo.

- ¡Cuidado! No es nada bueno para la salud el aceite refrito una y otra vez. Da lo mismo si es aceite de girasol o de oliva.
- La leche fresca de vaca tiene que hervirse siempre. La leche y los productos lácteos *caseros*, que no han pasado ningún control sanitario, pueden contener bacterias perjudiciales para tu salud. Si no quieres arriesgarte, bebe leche pasteurizada y evita los quesos azules, los cremosos como el Brie o el Camembert, o los que te ofrece la entrañable lechera de toda confianza, hechos en el pueblo con leche de cabra o de oveja. Dile que ya los probarás una vez hayas parido.
- Comprueba siempre la caducidad de los productos que compras. A la basura los que estén caducados.
- Lava bien la cáscara de los huevos antes de freírlos, hervirlos o hacerlos escalfados. No podemos olvidar una bacteria muy popular, la salmonella. Esta bacteria se destruye cuando se cuecen bien los alimentos. Tendrás que extremar la higiene de la cáscara del huevo, cuando lo utilices para rebozar o para hacer una crema o una torta.
- La salmonella también vive como una reina en la piel del pollo. Pero como no nos lo comemos crudo, al asarlo eliminamos la bacteria. Ahora bien, una vez el pollo esté en el horno, ¡ve con cuidado!, limpia bien el mármol de la cocina porque otros alimentos que tengas allí encima pueden quedar contaminados. ¡Ah! Y evita que el pollo, antes de entrar en el horno, esté en contacto con otros alimentos que quizá comerás crudos, como unos inocentes tomates.
- Latas que veas que se han hinchado o que estén oxidadas, directas a la basura.
- Finalmente, deja la cocina como los chorros del oro.

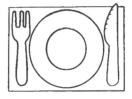

Lo que tienes que saber sobre lo que debes comer

Hay seis elementos que son básicos para nutrir nuestro organismo:

- Las proteínas.
- Los hidratos de carbono.
- Las grasas.
- Las vitaminas.
- Los minerales.
- El agua.

Gracias a estos elementos fundamentales, tu cuerpo funcionará correctamente, a la vez que el feto recibirá de ti todo lo que necesita para su desarrollo.

¿Quieres conocer, uno a uno, cada elemento? Aquí los tienes.

El protagonismo de las proteínas

Merece la pena explicarlas en primer lugar porque tienen un papel principal en nuestro organismo y en el del feto. Las proteínas son unos de los nutrientes más importantes para ti, pero también para tu bebé. Son de una gran complejidad debido a las muchas tareas que tienen que realizar en el organismo humano. Piensa que son las encargadas de formar los elementos estructurales de las células y de los tejidos que integran los músculos, los huesos y también de órganos tan vitales como el corazón, los pulmones o los riñones. Son las únicas sustancias que nos proporcionan nitrógeno, elemento fundamental no solo en la formación de tejidos, sino en la reparación de los que han envejecido.

A sus componentes, los aminoácidos, se les conoce como los ladrillos del cuerpo, porque ejercen las dos funciones básicas de la alimentación: la función energética y la función constructora. Hay veinte tipos diferentes de aminoácidos.

Las proteínas, estas grandes trabajadoras, entran en nuestra vida con dos pasaportes diferentes: unas tienen origen animal y otras vegetal. Sería bueno que no les cerraras el paso a tu organismo, aunque las de origen animal son las que tienen un contenido más alto de aminoácidos esenciales, y las de origen vegetal se consideran incompletas porque no los tienen todos. La combinación de alimentos con proteínas llamémoslas ricas y las más pobres se complementarán y te darán toda la energía que requieres. Ahora bien, si eres vegetariana, no pasa nada. Durante el embarazo, tu médico te dará los suplementos que necesites para que no tengas ninguna carencia.

Los alimentos más ricos en proteínas completas son las carnes, los pescados, las aves, los huevos y los productos lácteos. Aunque la carne es una fuente de vitaminas, la D y las esenciales del grupo B, hay ciertos tipos de carnes que tienen demasiada grasa. El pescado, en cambio, proporciona proteínas completas, muchas vitaminas, minerales, aceites nutritivos y tiene poca grasa.

La clara del huevo es muy rica en proteínas de alto valor biológico y contiene todos los aminoácidos esenciales.

Los alimentos con proteínas de origen vegetal son principalmente la soja, el arroz, los guisantes, las patatas, las legumbres y el pan.

La soja lleva mucha proteína, pero es de bajo valor biológico. Eso quiere decir que esta proteína no está compuesta por todos los aminoácidos esenciales y por lo tanto su utilización es menor. Para poner un ejemplo: 100 g de huevo de gallina proporcionan 13 g de proteínas con un 95-100 por ciento de valor biológico, mientras que 100 g de granos de soja tienen 35 g de proteína, pero con un 60 por ciento de valor biológico.

Alimentos ricos en proteínas y su valor biológico:

Alimento	Cantidad 100 g	Calidad Valor biológico %
Huevo de gallina	13	95-100
Leche de vaca	3,5	75
Pescado (de media)	18	75
Carne (de media)	20	75
Patatas	2	75
Soja en grano	35	60
Arroz	7,6	60
Pan blanco	7	50
Guisantes	6	50

Los hidratos de carbono, la base de nuestra alimentación

Con toda franqueza, imagina que de repente suprimiéramos de nuestra dieta los hidratos de carbono. ¿Qué demonios comeríamos? Constituyen el 55 por ciento de lo que ingerimos, no se puede tomar a broma. Los hidratos de carbono más importantes son el almidón, los azúcares y las fibras vegetales. Cuando los consumimos, gracias al proceso de la digestión, los transformamos en la energía que necesita nuestro organismo para poder funcionar y, para que veas qué organización interna tan eficaz tenemos, nuestro cuerpo almacena aquello que no necesita inmediatamente. Cuando el organismo necesite un consumo más elevado de energía, irá a buscarla al almacén.

Los hidratos de carbono, también llamados carbohidratos o glúcidos, pueden ser *simples* o *complejos*. Y dentro del grupo de los complejos, los no refinados, como la avena o el arroz integral, son ideales para ti porque llevan fibra, vitaminas y minerales.

En el grupo de los hidratos de carbono simples hay todo tipo de azúcares:

- La fructosa, el azúcar de la fruta.
- La sacarosa, el azúcar de caña y el de la remolacha.
- La glucosa, el de la miel y el de la uva.
- La lactosa, el azúcar de la leche.

En el grupo de los hidratos de carbono complejos se encuentra el almidón. Este almidón está en las patatas, en los cereales, en el arroz, en las legumbres y en el pan integral. A diferencia de los azúcares y la fibra, de fácil asimilación y rápida absorción, estamos ante unos hidratos de carbono que tienen una estructura mucho más compleja. Nuestro organismo tiene que descomponerlos primero y luego almacenarlos para poder usarlos cuando los necesite. De esta forma, los hidratos de carbono nos proporcionan un suministro constante y prolongado de energía.

Y no olvidemos que la fibra vegetal, capaz de absorber agua, es muy conveniente porque aumenta el volumen de los restos de los alimentos, los arrastra intestino abajo y favorece el tránsito intestinal.

Alimentos ricos en fibra son el arroz integral, los cereales, el salvado, el pan integral, las verduras, la avena, las frutas y las algas.

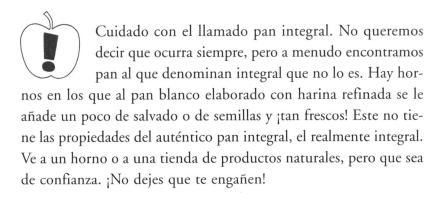 Cuidado con el llamado pan integral. No queremos decir que ocurra siempre, pero a menudo encontramos pan al que denominan integral que no lo es. Hay hornos en los que al pan blanco elaborado con harina refinada se le añade un poco de salvado o de semillas y ¡tan frescos! Este no tiene las propiedades del auténtico pan integral, el realmente integral. Ve a un horno o a una tienda de productos naturales, pero que sea de confianza. ¡No dejes que te engañen!

Las grasas, la energía concentrada

Forman parte de nuestra alimentación y no debemos dejarlas a un lado, por mucho que los pelos se te pongan de punta con solo escuchar la palabra *grasa* pensando que no son saludables y que solo contribuyen al aumento de peso y a la aparición de *michelines*. Lee atentamente las características que tienen y cambiarás de opinión.

Ante todo, tienes que saber que son productos naturales, de origen vegetal o animal, aceitosos al tacto y no solubles en agua. Además de ser una fuente de combustible energético para tu organismo, las grasas tienen otras funciones fundamentales que repercuten en el buen funcionamiento de nuestro cuerpo:

- Constituyen una reserva muy importante de energía, acumulada en el tejido adiposo.
- Colaboran en la regulación de la temperatura corporal gracias a la grasa subcutánea.
- Envuelven y protegen el corazón y los riñones.
- Son el vehículo de transporte de las vitaminas A, D, E y K y facilitan su absorción.
- Resultan imprescindibles para la formación de determinadas hormonas.
- Suministran grasas esenciales para nuestro organismo, el linoleico y linolénico.
- Intervienen consiguiendo una mayor sensibilidad palatal de los alimentos, esa sensación agradable que producen los alimentos en la boca.

Hay grasas sólidas, como por ejemplo la manteca de cerdo o la mantequilla, y grasas líquidas, como los aceites. Y para acabar de complicarlo un poco más te diremos que las hay que son *saturadas* e *insaturadas*. ¿Verdad que has oído hablar mucho de ellas?

¿Qué significan esos términos? De entrada tienes que saber que, por decirlo de una manera más sencilla, las grasas insaturadas serían las buenas de la película y las saturadas serían las malvadas que quieren atacar tu corazón con el temido colesterol. Pero vayamos paso a paso. Primero de todo, ¿qué importancia tienen las grasas en la gestación?

Una mujer embarazada, como es tu caso, adquiere a lo largo de la gestación unos 600 g de ácidos grasos esenciales, alrededor de unos 2,2 g por día. Durante el primer trimestre del embarazo, el desarrollo embrionario necesita una pequeña cantidad de ácidos grasos esenciales adicionales. Pero la acumulación materna normal de grasas, el crecimiento uterino y la preparación para el desarrollo de las glándulas mamarias representan una demanda considerable. Conclusión, tu dieta debe incluir las grasas. Es importante que las conozcas bien. Aquí te las presentamos.

Las grasas insaturadas

Son las que protegen los vasos sanguíneos y el corazón. La hay de dos clases:

- Monoinsaturadas, el ácido oleico que es el ácido omega-9.
- Poliinsaturadas, que incluyen las grasas omega-6 y omega-3. ¿Te suena bien esto de «omega», verdad? Es lo que te venden a todas horas, destacado en grandes etiquetas de productos de todo tipo como sinónimo de alimento saludable.

Omega-6 es el ácido linoleico, esencial. Y el omega-3 lo encuentras en la grasa del pescado azul y es el ácido linolénico, esencial, a partir del cual en nuestro organismo se sintetizan los ácidos grasos EPA y DHA (siglas inglesas de EicosaPentaenoic Acid y Docosa-Hexaenoic Acid).

Alimentos con grasas monoinsaturadas: aceite de oliva, aguacate y aceitunas. Alimentos con grasas poliinsaturadas y ácidos grasos esenciales: aceites de semillas como el de girasol, de maíz y de soja, margarinas cien por cien vegetales, frutos secos y aceite de hígado de bacalao.

Ahora bien, cuidado con los aceites: recuerda que cuando se refríen una y otra vez se vuelven saturados, por lo tanto resultan nocivos. Aquel olor insoportable a aceite refrito te está avisando de que no es nada sano para ti y de que ya puedes reciclarlo. No tires nunca el aceite por el fregadero. Te sugerimos que lo guardes, bien coladito, dentro de una botella de litro y medio. Cuando hayas llenado dos, tendrás tres litros de aceite y en la página 155 te explicaremos cómo convertir este aceite refrito en jabón. ¿Te gusta la idea, verdad?

Para que compruebes la importancia de las grasas poliinsaturadas del pescado azul, te explicaremos un hecho real y bien cierto. Hace unos cincuenta años en Groenlandia y en el norte de Canadá, el pueblo inuit, a quien nosotros llamamos esquimales, se alimentaba de salmón y otros pescados ricos en grasa insaturada, y entre esta población nadie sufría enfermedades coronarias, es decir, no había infartos o arteriosclerosis. Con la llegada de los yanquis a sus tierras, cargados de hamburguesas refritas, llenas de colesterol, el pueblo inuit empezó a padecer de esos males.

Las grasas saturadas

Son las que consumidas en exceso, elevan el nivel de colesterol en la sangre. Por lo que, aunque deben formar parte de nuestra dieta diaria, tenemos que vigilar que estén presentes en las cantidades necesarias, sin abusar y tampoco prescindir de ellas. Los alimentos donde encontramos estas grasas saturadas son:

- Los lácteos, como la mantequilla, la nata o la crema de leche.
- La manteca de cerdo, el tocino, la carne de cerdo, la grasa de la carne, los embutidos, las vísceras y los aceites vegetales

de palma y de coco hidrogenados que se utilizan en la pastelería industrial y en la elaboración de algunos *snacks* o productos para picar en el aperitivo, como las galletitas saladas. Si te fijas en las etiquetas, verás que en la composición del producto siempre hay *aceites vegetales*, pero no especifican de dónde provienen estos aceites.

Hemos dicho que estas grasas son malas en exceso, pero en su justa medida son beneficiosas para ti. Piensa que al comer carne también proveemos a nuestro organismo de vitaminas A, D, E y K, y, si no abusamos de ellas, no tenemos que temer por nuestra salud.

¿Por qué se relaciona la grasa saturada con el colesterol? Veamos, el colesterol forma parte de nuestro organismo; de hecho, es uno de los componentes que se encuentra en las membranas que protegen nuestras células. El ser humano siempre tiene colesterol en su organismo. El peligro se da cuando el nivel de colesterol en sangre aumenta y esta *grasa* se va depositando en las paredes internas de las arterias. ¡Peligro! Ya tenemos todos los números para sufrir, por ejemplo, un problema cardiovascular. Cuanto más vaya subiendo el nivel, el exceso de colesterol provocará que las arterias pierdan flexibilidad, se endurezcan debido a las placas que se van adhiriendo y ya tenemos a punto la arteriosclerosis. Si no se pone remedio, puede producirse la obstrucción de las arterias y por lo tanto la aparición de problemas cardíacos, por no hablar de lo que puede ocurrir si las arterias afectadas son las cerebrales.

¡Basta! No queremos asustarte. Tienes que digerir con calma toda esta información. No hace falta que rechaces un buen filete, unas costillitas de cabrito a la brasa o esas albóndigas que tanto te gustan. Solo se trata de no atiborrarte, por mucho que lo desees, con unos huevos fritos con tocino para desayunar, comer a toda prisa un bocadillo de hamburguesa con patatas refritas o una gran cantidad de embutidos o sesos a la romana a la hora de cenar.

Y ni se te ocurra ponerte las botas devorando bollería industrial. Empieza desde este momento, ahora que lo llevas dentro, a acostumbrar a tu hijo a un buen bocadillo hecho con unas buenas rebanadas de pan de hogaza con tomate, sal y un chorro de aceite de oliva y queso, por poner un ejemplo. ¿Sabes que muchos niños y niñas de nuestro país tienen desde pequeños una elevada tasa de colesterol por un exceso de estos productos enriquecidos con grasas animales?

El *hit parade* del colesterol

Para que te hagas una idea, aquí tenemos la *lista de éxitos* de los alimentos que contienen más colesterol.

Alimento	Colesterol en mg cada 100 g
Sesos	2.000
Yema de huevo	1.480
Riñones, molleja	400
Hígado	300
Foie de oca	300
Mantequilla	250
Langosta, bogavante	150
Chorizo	100
Sobrasada	100
Mortadela	100
Queso Gruyère	100
Crema de queso	93
Jamón en dulce	89
Pollo con piel	87

Cordero	78
Lomo de cerdo	72
Carne de ternera	70
Carne de buey	65
Jamón del país	62
Bacalao	50
Ostras	50
Filete de buey	20
Leche entera	14
Yogur entero	10
Leche semidesnatada	9
Yogur desnatado	0
Leche desnatada	0
Clara de huevo	0
Frutas	0
Verduras	0
Hortalizas	0

Las vitaminas, el gran descubrimiento

Nuestro cuerpo es muy sabio; ya hemos dicho que podríamos definirlo como una máquina perfecta. *Pero es incapaz de fabricar vitaminas.* La aportación de vitaminas siempre viene de fuera a través de lo que comemos.

La larga historia de su descubrimiento

Fíjate cómo se descubrió a lo largo de la historia y por una serie de casualidades, observaciones y verificaciones, la importancia de estos componentes esenciales para nuestro organismo.

La cosa viene de lejos. Parece ser que Aristóteles, en la antigua Grecia, aseguraba que había una sustancia que curaba la ceguera. No era del todo cierto. Pero hay un tipo de ceguera que se produce cuando existe una carencia de vitamina A, y el sabio griego *curaba* esta deficiencia visual haciendo comer al enfermo hígado crudo, que contiene gran cantidad de esta vitamina.

Los marineros que cruzaban los océanos, los exploradores de nuevos mundos, los soldados que se embarcaban en largas travesías marítimas se alimentaban a base de galletas, pescados conservados en sal como los arenques y carne seca, cecina y mojama. Sin verduras ni fruta fresca en la despensa, ya que se estropeaban enseguida y necesitaban alimentos que duraran días y días.

Muchos de estos hombres sufrían de escorbuto y un gran número de ellos moría antes de llegar a puerto. Pero, mira por dónde que, en uno de esos viajes por mar, alguien, por casualidad, por intuición, para aliviar fiebres, por la razón que fuera, administró a unos enfermos de escorbuto zumo de limón y se curaron. El zumo de limón no actuó como bebida refrescante ni como alimento, sino como medicina. Sin saberlo les había dado vitamina C.

Poco a poco, el escorbuto desapareció de la marina escandinava, británica y japonesa, los más viajeros y los que más habían sufrido esta enfermedad.

Por fin, el descubrimiento

Durante el siglo XIX, muchos científicos investigaron con el fin de descubrir cuál era el componente que el ser vivo necesitaba para curar ciertas patologías derivadas de unas carencias todavía no lo suficientemente definidas.

Fue Casimir Funk, un bioquímico norteamericano, quien dio con la clave del éxito en el año 1884, formulando la hipótesis de la existencia de las vitaminas y dándoles este nombre: **vitamina**, que quiere decir *amina vital*, ya que Funk creía equivocadamente que lo que había descubierto era una *amina*, es decir, cualquiera de los compuestos orgánicos que derivan formalmente del amoníaco por sustitución de uno o más átomos de hidrógeno por grupos hidrocarbonatos.

Este es el nombre que ha llegado hasta hoy, pero en la época de Funk, a finales del XIX, otros científicos, que seguían investigando estas misteriosas sustancias, las bautizaron como *completinas*, unos doctores japoneses como *orizaninas,* unos investigadores italiano como *entoninas,* también probaron fortuna con *nutraminas* y un tal Hopkins con el nombre demasiado largo de *factores alimenticios accesorios. Completinas* hubiera sido un nombre divertido y más ajustado a la realidad que vitaminas, pero así ha quedado y no seremos nosotras quienes reivindiquemos ahora el cambio de nombre.

En el año 1921, el científico Edward Mellanby comprobó que a unos cachorros de perro podía provocárseles deliberadamente el raquitismo, sometiéndolos a una alimentación sin vitaminas, y que se curaban cuando introducían de nuevo vitaminas en su dieta.

Su clasificación

Como en un principio no se conocía su estructura química, lo único que se sabía era que algunas aparecían asociadas a los componentes grasos de los alimentos y por ello las clasificaron como liposolubles; otras se encontraban en su parte acuosa y se clasificaron como hidrosolubles.

Las vitaminas *liposolubles* se disuelven en la grasa, pero no en el agua. Esto quiere decir que no podemos eliminarlas del organismo a través de la orina y que debido a ello pueden causar problemas tanto por su carencia como por su exceso.

Las vitaminas *hidrosolubles* se disuelven en el agua y su exceso en el organismo se elimina a través de la orina, y por lo tanto no causan problemas.

Las vitaminas y su nombre

En un principio, ante la imposibilidad de definirlas con un nombre propio, se les asignó las letras del alfabeto A, B, C, D... Hoy día, conocida su estructura, también se las conoce por su nombre químico (vitamina A retinol, vitamina B_2, riboflavina...).

Vitaminas	Solubilidad	Propiedades fundamentales
A	Liposoluble	Antixeroftálmica
B_1	Hidrosoluble	Antineurítica
B_2	Hidrosoluble	De crecimiento
B_3	Hidrosoluble	Antipelágrica
C	Hidrosoluble	Antiescorbútica
D	Liposoluble	Antirraquítica
E	Liposoluble	Antiestéril
K	Liposoluble	Antihemorrágica
P	Hidrosoluble	Antifragilidad capilar

Vitamina A o retinol

Sus beneficios
Cuida nuestra piel, también las mucosas, por eso se conoce como la vitamina protectora de los epitelios, y es de gran importancia para la visión. La xeroftalmina es una enfermedad ocular que provoca se-

quedad y retracción de la conjuntiva con opacidad en la córnea. Esta vitamina alivia la fotofobia y mejora la visión de los que padecen ceguera nocturna o *hemeralopia*.

Consecuencias de su carencia
Piel seca, debilidad física, diarrea, disminución del hambre, trastornos digestivos, crecimiento más lento, formación de cálculos en el riñón y en la vesícula biliar y problemas de visión. Los síntomas oftálmicos se traducen en la falta de secreción lagrimal y consecuente sequedad de la córnea, que comporta generalmente una alteración de la visión de los colores y poca resistencia a las infecciones oculares.

 Consecuencias de su exceso
Puede provocar dolores óseos con tumefacción sobre las zonas doloridas, palidez, anorexia e irritabilidad.
Es fácil deducir que si bien necesitamos esta vitamina, no podemos abusar de ella y eso significa que no debes tomar ningún complejo vitamínico por tu cuenta, si no te lo prescribe tu ginecólogo.

¿Dónde se encuentra?
En el hígado de ciertos pescados como el bacalao, en la leche entera, la mantequilla, la nata, el queso cremoso, la yema de huevo, la zanahoria, el cardo, la remolacha, los guisantes frescos, patata, apio, tomate, plátano, ciruela, dátil, pasas, germen de trigo y de avena, fresa, uva, naranja, albaricoque, pera, perejil, espinacas, berro, cebollón, estragón, escarola, pimiento rojo, lechuga, mango y piña.

Vitamina B$_1$ o tiamina

Sus beneficios
Actúa sobre el sistema nervioso, participando en la transmisión del

impulso nervioso. Se concentra en las neuronas y también en los tejidos musculares.

Consecuencias de su carencia
Su déficit produce una enfermedad neurológica llamada beri-beri. Necesitamos una cantidad diaria de 1,5 mg, pero esta necesidad aumenta durante el embarazo y la lactancia.

¿Dónde se encuentra?
Está presente y bien activa en el germen de trigo y en la harina de trigo completa, en la levadura de cerveza, en el extracto líquido de malta cereal, en los cereales integrales, legumbres, cacahuetes, pan integral, harina integral de soja, nueces, avellanas, leche entera, huevo entero, carne, tomate, espinacas, rábanos, limón y naranja.

• No la encontrarás nunca en las grasas ni en el aceite.
• Se pierde parte de ella al hervir el alimento con mucha agua y durante demasiado tiempo. ¡Recuerda que es hidrosoluble!
• No se altera con la congelación.
• Hay alimentos que bloquean la absorción de esta vitamina como los peces de río si los comes crudos, ya que tienen una enzima que la destruye. Las coles de Bruselas y las frutas del bosque la desactivan.

Vitamina B$_2$ o riboflavina

Sus beneficios
Contribuye a la buena oxigenación de los tejidos orgánicos; por eso se dice que es antioxidante, es decir, que los mantiene en estado óptimo. Facilita la asimilación del azúcar y el yodo.

Se necesita una cantidad diaria de 1,8 mg, que tiene que ser mayor durante el embarazo, la lactancia y el crecimiento.

El alcohol, la cafeína y la sacarina dificultan su absorción.

Consecuencias de su carencia

Su ausencia se traduce en la falta de vigor y en la interrupción del crecimiento. Afecta a la piel (puede provocar dermatitis y caída del cabello) y a las mucosas. También puede producir descamación de las papilas linguales, con ulceraciones en la lengua, y afectación de los ojos, fotofobia en los casos más leves hasta llegar a causar cataratas, si se trata de una carencia extremada.

En tu caso, como futura madre, debes saber que la carencia de esta vitamina puede provocar la falta de leche en la época de lactancia.

¿Dónde se encuentra?

En la leche entera y en la leche descremada, en el hígado, riñones y vísceras, en los quesos no fermentados, en la levadura de cerveza, huevos, té, almendras, mantequilla, en el germen de trigo y en los copos de avena. También en la coliflor, nabos, chirivías, ajos, ciruelas, uva, melocotón, champiñones, miel y azúcar.

Vitamina B$_3$, nicotinamida o vitamina PP

Sus beneficios

Tiene un valor recuperador en los trastornos psíquicos, casos de alcoholismo, *delírium trémens*, intoxicaciones medicinales por antibióticos y barbitúricos. Participa en la formación y destrucción de los nutrientes básicos: glúcidos, ácidos grasos y aminoácidos.

Se necesita una cantidad diaria de 20 mg.

Consecuencias de su carencia

Una carencia extrema provoca una enfermedad que se llama pelagra, conocida como el síndrome de las 3 D: dermatitis, diarrea y demencia. También puede producir irritación en la lengua, alteraciones y problemas mentales.

¿Dónde se encuentra?
Especialmente en la carne y en el hígado de buey, en las vísceras de los animales, en la merluza y otros pescados, en las setas, en las leguminosas, en los cereales integrales y en el té.

Vitamina B₆ o piridoxina

Sus beneficios
Es importante para el sistema nervioso; contribuye a la síntesis de la esfingomielina, entre otros lípidos. La esfingomielina se concentra en la vaina de la mielina de los nervios. También interviene en la síntesis de la hemoglobina, por lo tanto su déficit provoca anemias.

Se necesita una cantidad diaria de 2,1 mg, que tendrá que ser mayor durante la gestación y la lactancia

Consecuencias de su carencia
Produce estados depresivos, debilidad muscular y mareos.

¿Dónde se encuentra?
Se encuentra en los cereales, frutos secos, hígado, leche de vaca, salmón, plátanos, pera, manzana, soja integral, judías, arroz completo, espinacas, calabaza, col.

Vitamina B₉, conocida también como ácido fólico

Sus beneficios
Es fundamental durante el embarazo. Interviene en muchas funciones, como la síntesis del ADN y la síntesis de las proteínas. Su presencia desde el comienzo de la gestación favorece un correcto desa-

rrollo del sistema nervioso central del feto. Se necesita una cantidad diaria de 300 mg.

Es una vitamina muy inestable y se destruye con la luz y el calor.

Es muy importante tener buenos niveles de ácido fólico sobre todo en el momento de quedarse embarazada con el fin de favorecer la correcta formación del tubo neural. Por esta razón cuando se realiza una visita preconcepcional y se informa de la intención de tener un hijo al ginecólogo, este prescribe desde ese mismo momento un suplemento de ácido fólico.

Consecuencias de su carencia

Cuando falta vitamina B_9 lo primero que se ve afectado son las células epiteliales y los glóbulos rojos, lo que produce un tipo de anemia que se llama megaloblástica. Su carencia afecta también al bebé, ya que pueden surgir problemas en la formación del tubo neural del feto.

¿Dónde se encuentra?

En el hígado y también, como su nombre indica, en las hojas de los vegetales como la escarola, las espinacas, las acelgas... También en la soja y en los frutos secos.

Vitamina B_{12} o cianocobalamina o cobalamina

Sus beneficios

Se complementa con la vitamina B_9; es indispensable para el buen funcionamiento del ácido fólico. Interviene en la síntesis del ADN y en la formación de glóbulos rojos. Se necesita una cantidad diaria de 2-3 mg.

Consecuencias de su carencia
Su carencia produce anemia megaloblástica y trastornos neurológicos.

¿Dónde se encuentra?
Solo se encuentra en los alimentos de origen animal y en algunos microorganismos, como los que intervienen en los procesos de fermentación. *Las madres vegetarianas pueden tener problemas de carencia de esta vitamina.*

Vitamina C o ácido ascórbico

Sus beneficios
Tiene propiedades antioxidantes, protege los tejidos endoteliales e influye en la formación de células de la sangre y de anticuerpos. Podemos decir que es una vitamina que combate las infecciones. *Cuando durante el embarazo se toma hierro por vía oral, si se acompaña de vitamina C, se absorbe mejor.* La ingestión diaria recomendada es de 80 mg y debe incrementarse durante la gestación.
Se destruye fácilmente con la cocción de los alimentos.

Consecuencias de su carencia
Su déficit provoca una enfermedad conocida como escorbuto, que se caracteriza por alteraciones del tejido conectivo, como las encías; también afecta a los huesos y a las articulaciones y provoca infecciones y una mala cicatrización de las heridas. Ya hemos explicado que el escorbuto es la enfermedad de los antiguos marineros que, en sus largas travesías por mar, carecían de alimentos frescos como vegetales, fruta y leche. Si el déficit es leve, puede provocar algunos de estos síntomas de forma aislada.

¿Dónde se encuentra?

En los cítricos, naranja, limón, mandarina, pomelo, kiwi, fresa, en los zumos de grosella, en los dátiles, tomates, peras, melocotones, zanahorias, pimiento rojo, en la col cruda, el agavanzo, manzana, plátano, puré de trigo, nueces...

En las patatas, la col y las coles de Bruselas hay mucha, pero como raramente las comemos crudas, la vitamina C se destruye con la cocción.

Vitamina D o colecalciferol

Sus beneficios

Es la única vitamina que el ser humano es capaz de sintetizar a través de la piel. Nosotros disponemos de una precursora de la vitamina D, la provitamina D, que se transforma en vitamina gracias a la ayuda de los rayos ultravioletas, es decir, cuando nuestra piel entra en contacto con el sol. Por esta razón podríamos decir que es la *vitamina del sol*.

La vitamina D favorece la absorción de calcio y de fosfatos, contribuyendo de esta manera al metabolismo óseo. Las necesidades diarias de un adulto son de 5-10 microgramos.

¡Ah! Y un dato importante: es resistente al calor, por lo tanto no se destruye con la cocción de los alimentos.

Consecuencias de su carencia

El déficit de vitamina D provoca en los niños, cuando estos son muy pequeños, raquitismo. Esta enfermedad consiste en una alteración en la formación de los huesos, pues hace que se vuelvan blandos y con deformidades y detiene el crecimiento de los niños. En los adultos provoca la *osteomalacia,* un trastorno grave ya que la estructura ósea no es buena por la poca mineralización y puede traducirse en reumatismos.

Consecuencias de su exceso
¡Cuidado! Por otra parte, el exceso de vitamina D, que nunca se produce por tomar mucho el sol, sino por una ingestión exagerada a base de preparados farmacéuticos que aportan esta vitamina, provoca *hipercalcemia.* La hipercalcemia es la presencia de demasiado calcio en la sangre, lo cual hace que se altere la contracción muscular y la conducción de los impulsos nerviosos. Finalmente, si no se pone remedio a tiempo, acaba produciendo una insuficiencia renal. Conclusión, no tomes pastillas de vitamina D por tu cuenta.

¿Dónde se encuentra?
Aparte de la vitamina D que podemos sintetizar tomando el sol, esta vitamina la encontramos en alimentos como la anguila, el atún, las sardinas de lata, salmón ahumado, yema de huevo, arenque, copos de avena, setas, aceite extra virgen de oliva, mantequilla, nata y leche.

Vitamina E o tocoferol

Sus beneficios
Es antioxidante. Conocida como la vitamina de la fertilidad, también interviene en el desarrollo del feto. Se necesita una cantidad diaria de 12 mg.

Consecuencias de su carencia
Su déficit puede producir trastornos durante el embarazo, provoca esterilidad en algunos animales y aquí nos tenemos que incluir nosotros, los animales racionales. Su carencia también puede ser causa de impotencia sexual. Además puede producir alteraciones en la membrana de los glóbulos rojos, que se vuelve más frágil, dando como resultado la anemia hemolítica.

En los cereales de trigo y de maíz, en los aceites de cacahuete, de girasol, de maíz y de soja. En las legumbres, yema del huevo, mantequilla vegetal, en las hortalizas y verduras que componen las ensaladas de vegetales crudos. En la soja, guisantes, zanahoria, col verde y col lombarda, espinacas, acelgas, chirivías, plátanos, cocos y aceitunas.

Vitamina K o filoquinona

Sus beneficios
Ante todo, decirte que, a diferencia de las vitaminas A y D, no hay problemas de toxicidad por exceso. Tiene un alto valor antihemorrágico y tiene que estar presente en la alimentación diaria en la cantidad de 70-140 microgramos al día.

Las bacterias de la flora intestinal pueden sintetizar esta vitamina, por lo que es muy poco frecuente la falta de vitamina K en la edad adulta. Ahora bien, como para su absorción son necesarias las sales biliares, pueden presentar este problema personas con enfermedades hepáticas. También aquellos que hayan recibido un tratamiento agresivo de antibióticos que han dañado su flora intestinal, y aquí tenemos que incluir desde los bebés a personas de más edad.

Consecuencias de su carencia
El déficit de vitamina K provoca alteraciones en la coagulación sanguínea.

¿Dónde se encuentra?
En las verduras de hoja verde, especialmente en las espinacas, en las coles y en los tomates verdes. También en las legumbres, la harina integral de soja, la coliflor y la leche entera.

Los minerales, las sales de la vida

Los minerales son también parte fundamental de la nutrición de la futura madre. Estas sustancias se encuentran en todos los vegetales y en ciertos alimentos de origen animal. Al hablar de las vitaminas, te explicábamos que su carencia podía provocar diferentes enfermedades. Ocurre lo mismo si existe un déficit de minerales. Pero tenemos que ir con cuidado porque el exceso de alguno de ellos puede ser causa de complicaciones graves. Por esta razón es importante conocerlos y tomarlos en su justa medida. Ya ves que los minerales pueden causar problemas tanto por defecto como por exceso.

Aunque hay muchos, nos centraremos en los más importantes para ti.

El calcio

Imprescindible para toda futura madre. De hecho, los períodos de la vida en que resulta más necesaria una dieta rica en calcio son el embarazo, la lactancia, la infancia y la adolescencia. Y es que esa cosita chiquitina, que crece cada día que pasa, absorbe tu calcio y por lo tanto tu cuerpo necesita más. Antes de nacer, el esqueleto del bebé está formado íntegramente de cartílagos, mucho más blandos y flexibles que los huesos.

En los bebés y los niños estos cartílagos son sustituidos progresivamente por huesos. El esqueleto de un humano adulto está formado por 206 huesos, distribuidos entre el cráneo, el tronco, las extremidades superiores y las inferiores. Gracias al calcio, conseguimos un crecimiento óptimo y fortalecemos nuestra estructura ósea.

El calcio también normaliza el sueño, la tensión sanguínea, el equilibrio del hígado y la coagulación de la sangre.

El calcio se encuentra en muchos alimentos, quizá en más de los que imaginas. Seguramente asocias calcio con leche. Y no vas desencaminada: 100 ml de leche contienen 125 mg de calcio. Ahora bien, fíjate cuántos alimentos aportan calcio a tu organismo: lo ingerimos con las verduras de hoja verde: las acelgas, la alcachofa, la col, el bróculi, los berros, los espárragos trigueros; también en los frutos secos: almendras, avellanas, nueces, pasas, higos secos, pistachos, y en el queso y el yogur. En pescados como el salmón y las sardinas, y, sobre todo, en las algas, los nabos y el tofu. Y entre las plantas medicinales, lo encontramos en la cola de caballo (junto con silicio, potasio y manganeso) y en la ortiga (con potasio, magnesio, hierro y silicio).

La falta de calcio en la dieta alimenticia produce retrasos en el crecimiento, trastornos digestivos, osteoporosis e irritabilidad muscular.

Durante el embarazo se necesita un aporte diario de 500 a 600 mg.

El fósforo

Con el calcio, es el segundo mineral más abundante en nuestro cuerpo y el que encontramos en la mayoría de alimentos. ¿No recuerdas a la abuela cuando te decía: «*Cariño, acábate el pescado que lleva fósforo y te hará inteligente*»? No se equivocaba la abuela. A este mineral podríamos llamarlo el *alimento del cerebro*. Componente importante del ADN, forma parte de todas las membranas celulares, sobre todo de los tejidos cerebrales. Tiene mucha importancia porque desarrolla un papel determinante en la estructura y funcionamiento del organismo. Como ya hemos dicho, se encuentra en todas las células de nuestro cuerpo y por ello participa de casi todos los procesos metabólicos.

Además, ayuda a mantener el pH de la sangre ligeramente alcalino.

Es necesario para la formación de los huesos, para la regulación del metabolismo del calcio y para el metabolismo intermediario de los hidratos de carbono.

El tándem calcio-fósforo tiene que mantener un buen equilibrio; debemos conseguir que sea una pareja en la que reine una buena armonía. Los dos trabajarán con ahínco para mantener fuertes los huesos y los dientes.

Como ya hemos dicho, podemos encontrarlo en la mayoría de los alimentos. Destacaremos los que tengan un contenido elevado en 100 g: lenguado, lubina, marisco, salmón, sardinas, carne, hígado, sesos, soja, alubias, fríjoles, garbanzos y lentejas, cereales de trigo y de avena, arroz integral, levadura, salvado, sésamo, pistachos y almendras; la leche y sus derivados, el cacao y la yema de huevos.

Si seguimos una dieta variada, difícilmente tendremos carencia de este mineral.

El hierro

Es un mineral básico para todo el mundo, pero sobre todo para ti que estás esperando un bebé. El hierro es un componente esencial de la hemoglobina; esta, además de dar color a los glóbulos rojos, trabaja duro porque es la encargada de transportar el oxígeno por todo el cuerpo. Piensa que el cuerpo humano contiene entre 3,5 y 4,5 g de hierro, y dos terceras partes de esta cantidad están en la sangre. El resto se almacena en el hígado, el bazo y la médula de los huesos. Encontramos una pequeña cantidad en forma de *mioglobina* que actúa como depósito de oxígeno en los músculos. También juega un papel vital en muchas reacciones metabólicas.

De hecho, las mujeres necesitamos una aportación más alta de hierro que los hombres, ya que tenemos más pérdidas de este mineral debido a la menstruación.

La deficiencia de hierro puede causar anemia al provocar un bajo nivel de hemoglobina en la sangre. En el embarazo, la criatura que llevas dentro va chupando tus reservas. Si no tomas un suplemento, los depósitos de hierro se agotan y la síntesis de la hemoglobina se inhibe. Esta carencia se detecta porque los síntomas de la anemia son claros: cansancio, apenas tienes energía, te falta el aliento, puedes tener dolores de cabeza, sufrir insomnio, no tienes hambre y, si te miras al espejo, te verás más pálida. Todos estos síntomas se asocian a una disminución de oxígeno en los tejidos y en los órganos. La aportación de hierro es importante para nuestro sistema inmunológico. Si tienes carencia de hierro, tendrás una resistencia menor a las infecciones.

Alimentos ricos en hierro son las carnes rojas, el hígado, la yema de huevo, las lentejas, garbanzos, habas, alubias, la soja, los pistachos, las almendras, avellanas, las verduras de hoja verde como espinacas, acelgas, berros, bróculi, el perejil, la levadura de cerveza, los orejones, es decir, los albaricoques secos, y el cacao. Hay otros alimentos enriquecidos con hierro como los cereales o la leche.

Aunque las pastillitas de hierro que te hacen tomar *en ayuno* cada mañana no tengan demasiado buen sabor, piensa en los beneficios y en la protección que te proporciona este mineral. Te recordamos una vez más que para que tu organismo absorba bien el hierro es mucho mejor que los comprimidos de este mineral o los alimentos que lo contienen vayan acompañados de fruta rica en vitamina C, ya sea bebiendo zumo de naranja recién hecho, o rociándolos por encima con unas gotas de limón o añadiendo perejil picado o comiendo antes kiwi, mandarinas, naranja o fresones...

 Importante: cuando tomes las píldoras de hierro en ayuno, no lo hagas bebiendo café, leche o té, sobre todo el té rojo, porque disminuye mucho su absorción.

El sodio

No te angusties, nunca te faltará sodio. El sodio no solo está presente en la mayoría de alimentos, sino que a menudo tendemos a tomar mucho más del que nos conviene. Piensa en la cantidad de sal común, o *cloruro sódico*, que ponemos en las ensaladas o en los platos cocinados. Por no hablar de las comidas preparadas y envasadas que, con las prisas de hoy día, nos solucionan una comida o una cena en pocos segundos: saca la tapa de plástico, o pincha el envase, al microondas y listo para comer. *La mayoría de sopas de sobre, cubitos de caldo comprimido y platos precocinados industrialmente llevan una gran cantidad de sodio,* concretamente de *glutamato monosódico.* Abusar de la sal no es nada saludable.

Pero no queremos culpabilizar al sodio, de ninguna manera. Mira qué gran cantidad de beneficios, si lo tomas con mesura. El sodio, en colaboración con el potasio, regula el equilibrio de los líquidos y contribuye al proceso digestivo. Al actuar en el interior de las células, participa en la conducción de los impulsos nerviosos. Regula el reparto de agua en el organismo e interviene en la transmisión del impulso nervioso a los músculos.

En caso de que sufras diarreas o vómitos, te irá muy bien beber líquidos enriquecidos con sodio, por ejemplo, un buen zumo de tomate natural, bien fresco y con una pizca de sal.

El exceso de sodio es totalmente contraproducente si sufres hipertensión, si retienes líquidos o padeces de algún problema cardiovascular.

La principal fuente de sodio es la sal común. También está presente, como te hemos comentado antes, en alimentos preparados, en los quesos, pan, cereales, carnes, pescados ahumados, curados o salados.

El potasio

Su misión en la vida se desarrolla en el sistema nervioso. Interviene en la construcción de las proteínas, es indispensable para el movimiento del miocardio, el músculo cardíaco, y se ocupa de la musculatura en general.

En nuestro organismo conviven el sodio y el potasio, pero tienes que saber que no se hablan. Vaya, que no son muy amigos. De hecho, viven en mundos separados. Mientras el potasio habita en el interior de la célula, en el plasma celular, el sodio prefiere acampar fuera, plantar la tienda en los espacios intercelulares. Diríamos que son antagónicos dentro de nuestro cuerpo. Todo alimento rico en potasio es pobre en sodio. Y al revés. Si un día nos pasamos en la ingestión de potasio, habrá una eliminación rápida de sodio.

Si haces ejercicio, tendrás que vigilar tu nivel de potasio ya que lo eliminarás a través del sudor. El cuerpo te avisará cuando, después de hacer un esfuerzo continuado, notes rigidez en la musculatura.

¿Dónde se encuentra el potasio? Lo encontrarás en la levadura de cerveza, té, café, cacao, frutos secos, pasas, pan integral, lentejas, garbanzos, alubias, verduras y frutas frescas, sobre todo en el plátano.

Me gusta el agua

Tienes que tenerlo bien claro: beber agua es una buena costumbre y, sin duda, es la mejor bebida para calmar la sed. El ser humano podría vivir sin comer durante dos meses. Su cuerpo iría agotando sus reservas con el fin de no desfallecer. En cambio, sin agua, sin tomar ni una sola gota de agua, moriría antes de una semana.

Nuestro cuerpo contiene de un 50 a un 75 por ciento de agua. El agua circula por nuestro organismo, transportando sustancias nutritivas, interviniendo en importantes funciones vitales y eliminando productos metabólicos. *El agua no engorda, no es energética.* Necesitamos beber diariamente, como mínimo, dos litros de agua. ¿Por qué? Ya sabemos que no vivimos en el desierto, pero en nuestro país, que acostumbra a tener un clima suave, cada día perdemos al sudar a través de la piel cerca de medio litro, cuando vamos al lavabo, eliminamos 100 ml con las heces y eliminamos un litro y medio con la orina, aproximadamente.

En la mujer embarazada, el volumen sanguíneo y los fluidos se incrementan mucho, por lo tanto necesita más líquido. Beber es renovarse por dentro y por fuera. Bebiendo agua aumentamos la diuresis, por lo tanto hacemos más pipí y conseguimos que las vías urinarias estén más limpias y disminuya el riesgo de padecer infecciones de orina o de sufrir cólicos por cálculos renales. El agua se encarga de estimular el buen funcionamiento de tus riñones, los grandes depuradores del organismo humano.

«Uf, ¿cuántos litros dices que tengo que beber?» *«Yo no tengo nunca sed.»* *«Yo me tomo unos zumos al día y ya bebo suficiente.»* *«Es que yo no sudo nunca.»* *«Soy incapaz de beber tanto líquido, tengo la sensación de tener ranas en la barriga.»*

Excusas de mal pagador, o en este caso de mal bebedor.

¿Qué pasa si no bebes suficiente agua?

La consecuencia es la deshidratación:

- Nuestro cerebro es muy sensible a la deshidratación. ¿Sabías que puede fallarte la memoria, por ejemplo?
- Los dolores de cabeza y la migraña tienen relación directa con la deshidratación. El agua juega un papel importante para prevenir la tan temida migraña. De hecho, tres vasos de agua bien fría alivian el dolor.
- Estreñimiento. Los intestinos necesitan una buena cantidad de agua para su funcionamiento. Ablanda los excrementos y

ayuda a evacuarlos. Las personas que beben poca agua acostumbran a sufrir estreñimiento.

- Piel envejecida, poco luminosa y arrugada. Como hemos dicho, el agua nos cuida por dentro y por fuera. El tejido cutáneo acumula agua. Si tomas líquido, la piel se volverá más suave y aparecerán menos arrugas.
- Afonías. El agua es básica para hidratar las cuerdas vocales. Esto ya debes de saberlo si has sufrido edemas o nódulos en las cuerdas vocales o acostumbras tener la garganta irritada.

¿Qué tienes que hacer?

Es necesario que bebas entre 6 y 8 vasos al día de agua. Puedes llegar a esta cantidad tomando no sólo agua, también infusiones suaves, caldo vegetal, zumos de frutas naturales (no envasados, ya que llevan azúcares añadidos), o zumos de hortalizas frescas...

Insistimos en que estando embarazada necesitas beber más líquido porque dos terceras partes del peso ganado al final del embarazo serán de agua. Aumentar el consumo de líquidos permitirá un mejor funcionamiento de los riñones y la eliminación de sodio, con lo cual se reduce el riesgo de la retención de líquidos.

 Unos buenos consejos

- Acostúmbrate a beber agua de 15 a 30 minutos antes de las comidas, ya que si te llenas de agua mientras comes o después de comer se produce un aumento del volumen del estómago que dificulta su contracción, así como una dilución de los jugos gástricos que retrasará la digestión.
- También te aconsejamos no beber justo antes de meterte en la cama, ya que si te acuestas con la barriga llena de agua es más fácil que tengas reflujo, que todo te repita.

- Si eres de las que te levantas dos o tres veces a orinar por la noche, piensa que cuanto más bebas antes de acostarte, más veces tendrás que levantarte a hacer pipí.
- En caso de que tengas vómitos o diarreas, el agua también te ayudará. La que bebemos normalmente es hipotónica. Esto quiere decir que la concentración de las sustancias que contiene en disolución es menor que la del sudor u otros fluidos corporales. En cambio, la que beben los deportistas es isotónica o hipertónica, muy rica en sales minerales y electrolitos para compensar los que pierden a través del sudor. Este tipo de agua es la que te irá bastante bien en los casos de vómitos y diarreas.

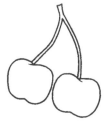

Los antojos

Una de las características de toda mujer embarazada es que de repente siente el antojo de comer o beber una cosa en concreto. Puede llegar a ser una obsesión. Modérate. Tienes que saber que si tu antojo nutricional es la lechuga, nada que objetar. Pero hay otros alimentos que no podrás consumir a espuertas. Hablemos de ello.

El café, el chocolate, los refrescos de cola

Todas las sustancias estimulantes deben tomarse con prudencia. Estamos hablando de los refrescos de cola, té, chocolate y, naturalmente, del café. Si ahora más que nunca te apetece tomar a todas horas café, no te lo prohibiremos, pero bebe un café con leche en el desayuno o resérvate el cortadito para después de comer. *El café en tu estado tiene que tomarse con mucha moderación.* No se ha demostrado que provoquen efectos nocivos en el embrión, sin embargo, de la misma manera que te excitan estos estimulantes a ti, están estimulando al futuro bebé. Disfruta de tu café con leche si te apetece o del cortado a media tarde, pero recuerda que no tienes que abusar de la cafeína.

Lo mismo ocurre con el té, el chocolate y con los refrescos de cola. Como ejemplo de lo que no debe hacerse, se conoce el caso de una mujer gestante que tomaba cincuenta refrescos de cola al día. Su bebé, al nacer, padeció el síndrome de abstinencia.

La tónica

La tónica contiene *quinina*. El agua tónica es una invención de los ingleses para evitar el paludismo. Cuando la India era una colonia británica, para conseguir que los colonos hicieran la quimioprofilaxis contra el paludismo o malaria, introdujeron un refresco que, además de saciar la sed, llevaba un medicamento adecuado para combatir esa enfermedad. Si te tomas una tónica, no pasa nada. Si te tomas tres litros diarios, la cantidad de quinina ingerida puede ser preocupante para el feto. Sin embargo, ¿verdad que no lo harás?

Cerveza sin alcohol y bitter sin alcohol

¡Ojo! Las bebidas llamadas *sin alcohol* llevan alcohol en una cantidad mínima. Por lo tanto, si tienes sed, aunque se te antojen este tipo de bebidas, pon el freno. Incluso, si bebes una copita de cava o una copa de buen vino en una ocasión señalada, no pasará nada, pero no bebas diariamente.

Tienes que saber que el alcoholismo produce múltiples anomalías en el desarrollo del feto, lo que se conoce como síndrome del alcoholismo fetal. Sin ánimo de asustarte, porque este no es tu caso, ese síndrome puede provocar alteraciones físicas y retraso mental en el feto.

Si tienes unas ganas locas de tomar cerveza o bíter sin alcohol, cuando salgas a cenar con tus amigos, bebe pero con mesura. Además, no abuses de las bebidas con gas. Ya sabes que provocan flatulencias...

Los embutidos

Es bien cierto que uno de los antojos más frecuentes es el de comer algún tipo de embutido. Vayamos paso a paso. Actualmente, los alimentos están sometidos a controles muy estrictos de sanidad. Consúmelos tranquilamente. Ahora bien, si tu médico te recomendaba no comer jamón, longaniza o chorizo antes del embarazo por problemas de colesterol, *ahora no es el momento de saltarte las normas a la brava.*

Por otro lado, si el embutido o incluso el queso, tan necesario este último por el calcio, son de fabricación casera, ¡ojo!, es probable que aquí no haya control sanitario de ningún tipo. Con el jamón dulce no hay ningún problema ya que está hervido; pero el salado, el ibérico, no deja de ser carne cruda. Mira que esté bien curado. Tendrás que comprar el mejor que encuentres en la charcutería. Este antojo te saldrá un poco caro.

Y ya que hablamos de alimentos caseros, si vas a una granja de pueblo y tomas leche no pasteurizada, recuerda que tienes que hervirla antes de bebértela. Y darle tres hervores. Esto lo tienes que hacer siempre, embarazada o no.

Los antojos no dejan señales en el bebé

Casi todas las mujeres que esperan un hijo, sea el primero, el segundo o el tercero, no importa, tienen antojos. Este fenómeno no se debe en ningún caso a alteraciones psicológicas. No es que de repente te falte un tornillo o estés ida. Este antojo que sientes, al igual que otras alteraciones que has notado, está producido por el trastorno hormonal del propio embarazo. Que desees un alimento en concreto o de repente te dé asco alguna cosa que te gustaba comer antes de quedarte embarazada no tiene ninguna importancia, si no altera ni interfiere la práctica de una dieta variada y equilibrada.

Puedes estar bien segura de que no existe ninguna explicación científica que justifique que un antojo no satisfecho de una embarazada pueda dejar alguna marca en el bebé.

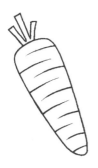

¿Qué puedo picar
entre horas?

Si eres de las que picas entre horas, eso quiere decir que tienes mucha hambre o que por capricho o ansiedad te has acostumbrado a comer alguna *cosilla* cuando estás en el trabajo, en el cine, durante el trayecto que haces diariamente en tren o mientras estás en casa tumbada cómodamente en el sofá viendo la tele.

Planifiquemos una buena estrategia para que tengas siempre a mano alimentos poco calóricos que te llenen sin producirte un problema de sobrepeso.

En la oficina, en el cajón de tu escritorio

- Un estuche con cubiertos. Hoy día te será fácil encontrar en muchas tiendas un estuche con cubiertos de viaje más pequeños que los que utilizamos en la mesa. Generalmente, este tipo de estuche contiene una cucharilla, un tenedor y un cuchillo; justo lo que necesitas para lo que te propondremos.
- Fruta que pueda conservarse fuera de la nevera, por ejemplo, una manzana, una pera o unos lichis. Si quieres pelar la fruta, utiliza el cuchillo del estuche.
- Tronquitos de regaliz, de aquellos que no nos cansábamos de morder cuando éramos pequeñas. Además, te ayudarán a dejar de fumar. El regaliz tiene propiedades anticatarrales y

antigripales; pero, por el contrario, *si lo consumes a todas horas, puede provocarte hipertensión.*

- Palitos de pan integral.
- Galletas con fibra y tortas de arroz.
- Compota de fruta en envases individuales. Hay de manzana, ciruela o frambuesas, y puedes guardarlas en el cajón sin necesidad de refrigerarlas. Recuerda que tendrás la cucharilla del estuche a mano y no será necesario que vayas a pedir una al bar de la esquina.
- Botellas individuales de agua mineral.
- Un termo con leche caliente, café con leche o té.

Si en tu oficina hay nevera

- Agua mineral.
- Zumos de fruta.
- Bebida de soja, sola o con vainilla. También la encontrarás con chocolate.
- Bebida de arroz; tiene un sabor más dulce que la de soja.
- Queso fresco de Burgos o requesón.
- Una caja de quesitos.
- Huevo duro.
- Fruta fresca de temporada. Uva moscatel, cerezas, fresones, mandarinas, kiwis, plátanos...
- Yogures desnatados, los llamados *bio* y las bebidas lácteas que llevan *Lactobacillus casei immunitas.*

Prepárate en casa una fiambrera. Dentro puedes poner:

- Zanahoria cortada en tiras o entera.
- Tronquitos de apio.

- Tomates minis o dicho a la inglesa *cherry*.
- Pepino cortado a tiras, dados o rodajas.

Dentro de tu bolso

Si las ganas de picar te entran cuando estás en el coche, en el metro, en el tren, en el autobús o mientras ves una película en el cine, te sugerimos llevar en el bolso:

- Galletas integrales, con o sin semillas.
- Palitos de pan integral.
- Tronquitos de regaliz.
- Tetrabrick individual de zumo de fruta. Escoge el que más te guste.

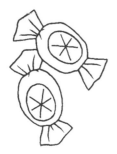

¡Digamos NO a las calorías «vacías»!

Llegó el momento de dejar a un lado aquellas cosillas que quizá picabas sin cesar y que solo te engordan sin nutrirte como es debido. Las podríamos llamar calorías «vacías».

Di *adiós* a:

- Las bolsas de patatas, ganchitos, *nachos*, galletitas saladas, los golosos *quicos*, es decir, maíz tostado y salado, cacahuetes salados y recubiertos de miel, pipas saladas y otros productos de aperitivo.
- Helados azucarados y llenos de grasas de procedencia desconocida.
- Cereales con azúcares añadidos.
- Chocolate. Si te apetece comerlo, mira la composición: que tenga un alto porcentaje de cacao. Hay chocolates de marcas internacionales muy famosas que no merecen ese nombre; te estremecerías al saber que llevan de todo menos cacao y manteca de cacao.
- Nata y crema artificial.
- Bollería industrial. -

Sin azúcar,
¿sin problemas?

Nos toca ir al otro extremo: de productos con exceso de calorías a dos de los productos sin calorías más populares en todo el mundo. Cuidado con abusar de:

- Los chicles calificados de *sugar free*, es decir sin azúcar, porque si lees los componentes de la etiqueta, verás que pone que contienen *sorbitol* o bien, si no lo indica, llevarán el código E-420, que es lo mismo. El sorbitol es un alcohol hexahídrico soluble en agua y etanol, que se obtiene mediante la hidrogenación de la dextrosa del trigo. Se utiliza para sustituir el azúcar en productos *bajos en calorías*, caramelos, chicles, golosinas... El consumo de estos edulcorantes tiene que limitarse ya que, aparte de la elevación de glucemia que puede producirnos, si los tomamos a todas horas, podemos sufrir diarreas e incluso pueden ser tóxicos para nuestro sistema nervioso.
- La sacarina, el edulcorante sintético acalórico más popular. Endulza más que la fructosa y la sacarosa. En dosis bajas no hay ningún riesgo. Ahora bien, durante el embarazo puede atravesar la placenta: un hecho que se ha comprobado experimentando con animales y resultados nada recomendables. La sacarina es un derivado de las sulfamidas y puede causar alergias a aquellas personas que no las toleren. *Solo si eres diabética o tienes intolerancia al azúcar, puedes tomarla siguiendo siempre las sabias recomendaciones de tu médico.*

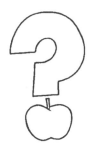

¿Qué puedo comer...

... si tengo acidez y todo me repite?

Tu problema es frecuente durante el embarazo. La acidez de estómago se produce cuando el esfínter que separa el esófago del estómago se relaja y permite el paso de lo que has comido junto con los ácidos gástricos de nuevo hacia el esófago, provocándole una irritación. Es cuando aparece la acedía, la incómoda sensación de ardor. Hacia el final del embarazo puede ser que todavía lo notes más ya que el útero, al ser más grande, ejerce una mayor presión en el estómago.

Es importante comer poco y a menudo, en tu caso más que nunca. Lo que puedes hacer es evitar los cítricos, es decir, seguir una dieta alcalina que neutralice la acidez, y comer más sólidos que líquidos. Las proteínas aumentan la presión del esfínter esofágico, los hidratos de carbono no la modifican y los lípidos la disminuyen.

¿Qué queremos decir con todo esto? Pues que si comes alimentos ricos en proteínas, sufrirás menos reflujo. En cambio, con una dieta rica en grasas o lípidos, te repetirá todo y seguro que sufrirás acidez. Olvídate del cochinillo segoviano y las morcillas fritas o incluso del chocolate.

¡No fumes!

Intenta no tomar alimentos excesivamente calientes o demasiado fríos.

El ajo, la cebolla, la pimienta y la menta provocan la salida de gas del estómago, y a menos que quieras ahuyentar a algún vampiro con un eructo contundente, no los comas.

Evita el tomate, los dulces, los alimentos ahumados y los picantes, el alcohol (te recordamos que en tu estado no es nada recomendable), los alimentos fritos o demasiado condimentados, el café y el zumo de uva.

Tampoco comas demasiado por la noche. Las digestiones pesadas favorecen el insomnio, y puede ser que acentúen la acidez de estómago y te pases la noche regurgitando. Espera un buen rato después de haber cenado antes de acostarte.

Y un buen consejo: pon una almohada bajo el colchón y así, al dormir un poco incorporada, descansarás mejor y lo notarás menos. De todos modos, paciencia y que tu médico te recete un antiácido.

... si tengo que hacer reposo?

Ante todo, trata de tomarte las cosas con calma. No te inquietes. Si tu ginecólogo te recomienda hacer reposo durante una larga temporadita, tienes que ir con cuidado con la alimentación. Piensa que gastarás menos calorías y es posible que sufras de estreñimiento, ya que la falta de movimiento hace que el tránsito intestinal sea más lento. Olvídate de los alimentos llenos de calorías «vacías», como los cereales azucarados, mantequilla de cacahuete, crema de chocolate mayonesas de bote y salsas preparadas para la pasta, nata o crema de leche, productos de bollería industrial, golosinas y chocolate, y azúcar blanco o ese producto edulcorante artificial que es la sacarina.

Acostúmbrate a leer las etiquetas de los envases. Seguro que te sorprenderá saber lo que llegamos a ingerir sin darnos cuenta.

Con todo eso no queremos privarte de ponerte mermelada en la tostada, si te apetece, pero que sea mermelada con fructosa. Es buenísima y tienes cualquier sabor para escoger. *Lo que sí te recomenda-*

mos es que comas pescado y sobre todo pescado azul (salmón, sardina, atún...). Según un estudio realizado por el doctor Sjurour Frooi Olsen, investigador del Statens Serum Institute de Copenhague, el consumo de pescado disminuye el riesgo de parto prematuro.

... si como siempre fuera de casa?

Aquí tendrá que ganar el juicio y no el arrebato. No te dejes llevar por los platos más calóricos, aquellas frituras, aquellas salsitas, aquellos postres repletos de nata con guinda encima para acabar de rematarlo. No tienes excusa. Puedes comer y cenar fuera de casa durante los nueve meses de embarazo. Hoy en día, la mayoría de los restaurantes, por no decir todos, tienen platos ideales para que tu alimentación sea variada, sabrosa y equilibrada. No es necesario que pidas una triste hoja de lechuga flotando sobre un miserable chorrito de aceite. ¡No tienes que adelgazar! Tienes que comer variado sin renunciar a nada, pero sin excederte. Claro está que puedes comer un filete con patatas fritas; ahora bien, que las patatas fritas no sean la base de tu dieta.

... si tengo demasiado alto el nivel de colesterol?

Pues ahora, más que nunca, tendrás que vigilarlo. Es más, en la segunda mitad del embarazo, todos los lípidos plasmáticos, lípidos totales, fosfolípidos, ácidos grasos libres y colesterol tienden a aumentar.

Te recomendamos que te entretengas en el puesto de verduras y frutas del mercado. Las frutas frescas, las hortalizas y todo tipo de verduras son alimentos de los que puedes comer tanta cantidad como desees. ¡Los que más te gusten! Escoge unas buenas verduras asadas (berenjenas, pimientos y cebollas), alcachofas al horno, espárragos trigueros a la brasa, espinacas con pasas y piñones, coliflor o bróculi hervido, ensaladas de lechuga, escarola, apio, tomates, pimientos, rúcula y canónigo, acelgas con patatas, puré de zanahoria, crema de calabaza, setas a la plancha...

Por cierto, las nueces y el aceite de oliva virgen pueden ayudarte a controlar el nivel de colesterol. Y otra información que podemos añadir es que la revista médica *British Medical Journal* publicó una investigación científica que demostraba que *una ingestión moderada de alimentos cinco veces al día, en lugar de concentrarlos en dos copiosas comidas, estaba relacionado directamente con unos niveles más bajos de colesterol.*

... si tengo ganas de picar a todas horas?

Tienes que controlar la ansiedad. ¿Cómo? Primero, tienes que pensar que cuando *picas* entre horas no te das cuenta de que estás haciendo otra comida y por lo tanto, según lo que comas, aumentando calorías gratuitas. En *Las 10 reglas de oro* (pág. 27), te decíamos que es recomendable hacer cinco comidas al día y no atiborrarte dos veces (comida y cena); también te aconsejamos sobre cómo controlar la ansiedad con alimentos que no te engorden y que te favorezcan, aportándote vitaminas y minerales y, lo que es más importante, que te gusten, que te apetezcan. Te recomendamos que lo busques en la página 75, donde te llenaremos el cajón de la mesa de la oficina o el bolso de cosas apetitosas.

... si soy hipertensa?

Si antes de quedarte embarazada ya tenías problemas de presión alta, entonces te recomendamos, como ya debes saber, menús bajos en sodio, pero nada insípidos. Los alimentos ya de por sí llevan sal, por lo tanto no es necesario añadirles más. Pero estamos acostumbrados a hacerlo. Si quieres aumentar el sabor de los alimentos, tendrás que recurrir a sustitutos de la sal, como por ejemplo, gotas de vinagre, de limón, ajo, perejil (que lleva mucho calcio y mucha vitamina A y C), laurel, pimienta, orégano, hinojo, eneldo, tomillo, albahaca, canela, comino... o salsas hechas en casa sin sal (romesco, al pesto...). ¡Ya verás qué sabroso!

¿Qué alimentos esconden mucha sal?

Las sopas de sobre llevan muchísima. También todos los alimentos en lata o en conserva llevan más sal de la que te conviene. Vigila porque en el mercado hay alimentos enlatados que indican que son bajos en sal, pero realmente continúan llevando. Si algún día sientes un deseo irrefrenable, cómete media lata. De lo que sí puedes fiarte es del pan llamado sin sal.

Con respecto a los platos precocinados, rehúyelos. Haz lo mismo con las bebidas con gas bicarbonatadas, los alimentos ahumados, salsas elaboradas comercialmente (mostaza, ketchup...).

Aquello que tanto nos gusta, los productos de aperitivo o *snacks*, a base de frutos secos, productos de bollería como magdalenas, galletitas, cruasanes, los embutidos, los quesos... todos llevan sal.

De hecho, puedes comer de todo, pero evitando estos alimentos tan saladotes.

... si soy hipotensa?

Si acostumbras a tener la presión baja, comer con mucha sal no te solucionará nada en absoluto. Es más, siendo hipotensa, no corres riesgo alguno de sufrir por ello problemas de salud, ni tú ni el bebé que llevas dentro. Te recomendaríamos tomar café o refrescos de cola, pero en tu estado no es bueno abusar de ello. ¿Qué puedes hacer para evitar ese cansancio que te provoca la bajada de presión? Haz ejercicio. Moviendo tu cuerpo, sin esfuerzos innecesarios, conseguirás ganar más vitalidad y optimismo.

... si estoy muy acalorada, si tengo sofocos?

No es debido en absoluto al volumen de tu barriga, o al hecho de que hayas engordado. Es por el aumento del *metabolismo basal,* que es la energía que gasta tu cuerpo en reposo, sin hacer ningún esfuerzo. Tu cuerpo quema más energía y produce más calor. No hay una dieta específica que pueda aliviarte ese calor. Bebe agua, prepárate bebidas refrescantes para tenerlas siempre a mano en la nevera: té helado, limonada rebajada con agua y con un poco de azúcar y una rama de canela o bien zumos de frutas. Pero piensa que el acaloramiento que sufres se debe al embarazo.

... si retengo líquido?

¿Y se te hinchan los tobillos y los pies, verdad? Esto acostumbra a pasar en los últimos meses de embarazo y es debido a la dificultad del retorno venoso. No hay una dieta que pueda solucionar esta incomodidad. Y prescindir del agua no es una buena idea. Es un error pensar que si no bebes líquido, desaparecerá la hinchazón. Sigue bebiendo todo el agua que necesitas en tu estado. Ahora bien, controla el consumo de sodio, o lo que es lo mismo, la sal, en tu alimentación. Después del parto, toda tú te deshincharás.

... si soy vegetariana?

¿Eso significa que no comes ni pizca de carne? Te hacemos esta pregunta porque hay vegetarianas que incluyen en su dieta huevos, leche e incluso pescado. ¿Eres ovo-lacto-vegetariana o quizá lacto-vegetariana? Si es así, entonces no tendrás demasiados problemas. Pero si solo te alimentas de vegetales, si eres vegetariana pura o *vegana* (legumbre, verdura, fruta), entonces posiblemente tienes una carencia de vitamina B_{12}, solo presente en alimentos de origen animal; de calcio, porque no tomas leche ni productos lácteos; y vitamina D, presente en los aceites de pescado, en la mantequilla, en la yema del huevo y en la leche entera. La vitamina D es necesaria para la fijación del calcio en los huesos. La falta de esta vitamina provoca el raquitismo.

Una ingestión muy baja de vitamina B_{12} puede provocarte anemia y deteriorar tu sistema nervioso. Pero recuerda que hay alimentos enriquecidos con la B_{12}, desde bebidas vegetales, algunos productos de soja y ciertos cereales para el desayuno. Aunque la mayoría de veganos consume suficiente B_{12} para evitar la anemia y los problemas relacionados con el sistema nervioso, *durante el embarazo necesitarás un suplemento para minimizar el riesgo potencial de enfermedades cardíacas o complicaciones durante la gestación.*

También son fuentes de calcio las hortalizas de hojas verdes, las semillas y las nueces. Y actualmente en el mercado no tendrás, como ya debes saber, ninguna dificultad para encontrar distintas marcas de bebida de soja enriquecida con calcio. Otros alimentos que lo contienen son las algas marinas comestibles, la melaza negra, los berros, el perejil y los higos secos.

De todos modos, te recordamos que necesitarás reforzar la ingestión de vitaminas y minerales. No te angusties. Cuando le digas a tu ginecólogo que eres vegetariana, te hará tomar preparados farmacéuticos en forma de pastillas que contienen esas vitaminas y minerales.

Aunque no te estamos diciendo nada nuevo, por si te sirve de ayuda, en la página 129 te sugerimos un menú básico. ¡Cómetelo todo y buen provecho!

... si sufro de insomnio?

Una buena taza de infusión de tila te ayudará. Pero, durante el día, no tomes estimulantes como cafés y refrescos de cola o comidas picantes... En lugar de café, puedes probar el extracto de malta. Es una bebida muy aromática, digestiva, saludable y nutritiva. No excita el sistema nervioso ni produce adicción como la cafeína del café. La malta es el extracto acuoso de los granos de la cebada malteados, es decir, germinados y tostados.

Tiene un gran valor nutritivo: hidratos de carbono (sobre todo el azúcar maltosa), vitaminas, minerales y enzimas que, aunque presentes en pequeñas proporciones, son los responsables de la acción digestiva de la malta, ya que favorecen la digestión del almidón que contienen los alimentos.

Puedes tomarlo para sustituir el café, o, como hacían nuestras abuelas, para que les subiera la leche y, al final, acababan acostumbrándose. El extracto de malta puede beberse disuelto en agua o directamente en leche.

¡Cuidado! Por la noche, durante la cena, no te atiborres. Las digestiones pesadas favorecen el insomnio. Puede ser incluso que acentúen el ardor de estómago y te pases la noche regurgitando.

Antes de ir a dormir, prepárate un baño caliente y relajante. Y, si te apetece, un vaso de leche tibia con un poco de azúcar.

Si nada de esto te funciona, habla con tu médico y él decidirá qué es lo mejor para vencer tu insomnio.

... si sufro de diabetes gestacional?

Tu alimentación deberá ser equilibrada, con kilocalorías suficientes para conseguir un peso razonable. Con el fin de conseguirlo, será necesario cuantificar y repartir los hidratos de carbono a lo largo del día.

Tu dieta tendría que incluir:

- El 50 por ciento de hidratos de carbono complejos (pan, patata, pasta, legumbres...).
- Cítricos (naranjas, pomelos, limones, mandarinas, limas).
- Fibra que encontrarás en las legumbres, las frutas y también las verduras.
- Más pescado que carne, sobre todo pescado azul.

Tienes que:

- Reducir la ingestión de grasas saturadas, que son las que se encuentran en la grasa animal y en el aceite refrito. Si tomas aceite crudo, no hay problema.
- Controlar tu nivel de colesterol. Piensa que en la segunda mitad del embarazo todos los lípidos plasmáticos, lípidos totales, fosfolípidos, ácidos grasos libres y colesterol tienden a aumentar.
- Si te gusta endulzarte el café o el postre, tomar sacarina en vez de azúcar.

Algunos consejos:

- Es importante repartir las comidas en cinco o seis veces al día. Come poco y seguido.
- Pesa los alimentos. Tendrás que tener a mano una balanza

porque deberás controlar bien los gramos. ¡Tómatelo como un juego!

... si sufro de estreñimiento?

La principal recomendación es el consumo de fibra. Pero tienes que tomar la fibra adecuada. Piensa que hay dos tipos: la soluble y la insoluble. La que te conviene es *la insoluble*, que es la que te ayudará a evacuar porque mejorará el tránsito intestinal. El consumo de fibra reduce la velocidad de absorción de los azúcares, contribuye a bajar los niveles de colesterol en la sangre y retrasa el tiempo de vacío en el estómago, lo cual disminuye la sensación de hambre entre horas. La fibra que necesitas para aliviar tu problema de estreñimiento se encuentra en los cereales integrales, la avena, los productos derivados del arroz, los vegetales de raíz, la harina de trigo integral, el salvado, las verduras maduras y en las de la familia de la col.

Aumenta el consumo de fruta y preferentemente que sea madura. Hay muchas maneras de consumir fruta. Puedes tomarla en forma de macedonia, en compota o cocida al horno.

Es mejor comerse la fruta con la piel para aumentar el consumo de fibra. No es necesario que te comas la piel del plátano, la naranja o la piña, ¿eh?

Haz una dieta rica en verduras. Te irán muy bien los espárragos, la alcachofa, el puerro y el apio.

Si por la mañana desayunas cereales, mejor que sean integrales. Son más ricos en fibra. Si desayunas un bocadillo, escoge siempre pan integral; el pan elaborado con auténtica harina integral aporta más vitaminas y minerales que el blanco, ya que se utiliza harina producida a partir del grano de cereal completo, a excepción de la cubierta más externa. También puedes optar por el pan de centeno, que es más compacto que el de trigo, ya que el centeno contiene menos gluten y su masa no coge tanto gas a la hora de fermentar, quedando menos esponjoso. Estos dos tipos de pan son especialmente recomendables para los que sufren estreñimiento, diabetes y problemas de colesterol.

Bebe mucho líquido, ya sea agua mineral, infusiones o zumos de fruta naturales.

Las bebidas tibias o bien calientes en ayuno favorecen el movimiento intestinal. Y también en ayuno, toma una cucharada de aceite crudo. Te irá bastante bien.

Y no olvides andar o hacer un ejercicio suave. El sedentarismo no te beneficia en absoluto.

Es muy importante que no tomes laxantes por tu cuenta. En todo caso, espera que te los aconseje tu médico.

... si tengo siempre la boca llena de saliva y cada vez va a más?

Es absolutamente normal y lamentamos decirte que no tiene solución. El exceso de salivación llamado *ptialismo* es uno de los síntomas molestos del embarazo y, de la misma manera que los mareos matutinos, puede resultar muy desagradable. Es frecuente que coexistan ambos síntomas: mareos y exceso de salivación

No hay ningún remedio efectivo, pero masticar chicles o comer caramelos te ayudará a tragarte la saliva.

... si no tengo nada de hambre?

Si no tienes nada de hambre ahora, pero hasta ese momento seguías una alimentación normal y equilibrada, te tranquilizará saber que no hay una relación directa entre el aumento de peso durante el embarazo y el peso del bebé, ya que este, aunque comas poco, seguirá nutriéndose aprovechando las reservas que tenías antes del embarazo. Eres tú quien nos preocupas. Piensa que si, encima de no comer demasiado, llevas dentro de ti una personita que te va chupando las reservas energéticas, la que estarás en peligro serás tú. La que puede sufrir anemia, deshidratación, descalcificación ósea... no será el bebé, sino la madre.

Solucionemos el problema. Aquí tienes unas cuantas ideas para aumentar reservas de energía con poco esfuerzo.

Ensaladas atractivas y sabrosas que siempre apetecen
Corta las hojas de la lechuga en juliana. Añade tomates *cherry* y además unos dados del queso que más te guste, de Burgos, un buen manchego o de Mahón, y una lata de atún, un huevo duro, daditos de manzana, y para rematar el plato, después de aliñarlo con aceite y sal, deja caer una lluvia de pipas, sésamo y unas cuantas nueces.

Otro tipo de ensalada riquísima es la llamada *Caprese*. Fácil de hacer si tienes tomates a mano. Córtalos a rodajas y encima ponles queso fresco o requesón. Sería ideal antes de aliñarlo que pusieras un poco de orégano o, aún mejor, hojas de albahaca fresca. Un buen chorro de aceite, sal y buen provecho.

Barquillos de pepino
Pela y vacía dos pepinos hasta que parezcan dos barquillos. Coge un huevo duro y reserva la clara. Abre una latita de atún y mezcla su contenido con la yema. Llena los barquillos. Corta a trocitos la clara y ponla por encima. Si tienes pimiento asado, acaba de decorarlo con unas cuantas tiras.

Sopas y cremas de verduras
En una olla mediana, vierte un buen chorro de aceite de oliva y, a fuego lento, pon una cebolla cortada en lunas. Vigila que no se que-

me ni quede dorada. Cuando esté bien hecha, transparente, le sofríes calabacín cortado a rodajas. Si lo quisieras más espeso, además del calabacín ponle una patata.

Lo salas y le añades caldo de ese que siempre tienes que tener en el congelador. Cuando hayan pasado unos veinte minutos, lo retiras del fuego y lo pasas por la batidora o por el robot de cocina. Una vez en el plato, puedes rallar encima queso parmesano o añadir tocino frito o daditos de jamón.

Otro día, prueba sustituir el calabacín por calabaza. Te quedará una crema de color naranja muy vivo. Deja caer en el plato un poco de comino, y puedes añadirle un chorro de crema de leche y mezclarlo bien, o con un chorrito dibujar una espiral. Además de ser buena, te quedará un plato muy atractivo.

Con un solo plato, como quien no quiere la cosa, la aportación a tu organismo tanto de calorías como de vitaminas irá subiendo.

Lo que también queda muy bien con la crema de verdura es el queso. Puedes añadirle quesitos, parmesano o queso rallado cuando todavía esté caliente y removerlo, de manera que se incorporen a la crema, que quedará más sabrosa y te dará un aporte extra de calcio.

Un buen consejo: si estás desganada, no llenes mucho los platos. La visión de un plato lleno a rebosar de comida puede hacer que se te cierre el estómago, vaya, que puede quitarte el hambre del todo.

Si te da pereza comer fruta y te llenas solo con ver unas manzanas, naranjas o plátanos en el frutero, coge una batidora y prepárate unos deliciosos batidos de frutas variadas. Si te quedan espesos, para que sean más fluidos, más líquidos, puedes añadirles leche, una gran fuente de proteínas, vitaminas y minerales. Ni se te ocurra utilizar leche descremada. En tu caso, no te sobran las calorías.

Puedes sustituir la leche por yogur líquido. Y una manera más refrescante de preparar los batidos sería añadiendo un poco, solo dos dedos, de agua de Vichy en lugar de la leche. Te quedarán más ligeros y con más sabor de fruta. Además, te aportarán una gran cantidad de minerales.

Te aconsejamos beber, de vez en cuando:

Horchata de chufa
Muy nutritiva y refrescante. Es rica en hidratos de carbono (azúcares y almidón) y en ácidos grasos insaturados. También te aportará vitaminas B_1 y E, y minerales como el calcio, el magnesio y el hierro.

Leche de almendra
También es refrescante, nutritiva y rica en proteínas y minerales.

... si estoy mal nutrida?

Si tu alimentación ya era pobre antes del embarazo, entonces se trata de algo más serio. Ten cuidado porque tu organismo no cuenta con las reservas necesarias para cubrir la nutrición del bebé que llevas dentro, y este podría sufrir las consecuencias y, como mal menor, nacer con un peso muy bajo. Pero si sigues alimentándote mal, el bebé podría sufrir otras complicaciones de salud más graves. A partir de ahora, tienes que tomártelo en serio y hacer una dieta equilibrada acorde con tu estado. Te recordamos que *la Organización Mundial de la Salud afirma que toda embarazada tiene que ingerir un mínimo de 1.800 calorías diarias.* Así que no sólo tienes que seguir esta dieta de mínimos, sino que además añadirás alimentos suplementarios, como si estos formaran parte de un tratamiento médico necesario para combatir una carencia. Tendrás que aumentar la ingestión diaria sumándole unas 300 calorías más, sobre todo en forma de frutas, leche o derivados y cereales.

Así que puedes solucionar tu carencia nutricional añadiendo a lo que comes habitualmente un vaso de leche entera con cereales. Estamos hablando de 100 g de leche que representan 68 calorías, más 50 g de cereales que vienen a ser 193 calorías y una manzana para merendar que serían 50 calorías más. Si lo sumas todo, ya has completado las 300 calorías que tu cuerpo necesita de más.

Ahora más que nunca, mira por ti y por el bebé que llevas dentro. No se trata de comer por dos, sino de alimentarte por los dos.

... si me estoy engordando más de lo que me conviene?

De entrada disminuye el consumo de grasas, sobre todo de origen animal. ¡No abuses del aceite de oliva y de las salsas buenísimas, de aquellas que son de toma pan y moja! Olvídate de la bollería, alimenta poco a cambio de una gran cantidad de calorías. Basa tu dieta en la verdura, la fruta y los cereales. En el embarazo necesitas una buena aportación de leche y derivados lácteos. Escoge los que son descremados. No olvides las proteínas en forma de carne, pescado y huevo. Y bebe agua, como mínimo 1,5 a 2 litros al día. Esto seguro que no te engordará.

Limpia a fondo tu organismo, hazle un buen lavado por dentro con la ayuda de un fabuloso caldo vegetal. Ante todo, para preparar un buen caldo vegetal, tendrás que lavar todos los ingredientes que quieras poner. Limpia bien las hojas, que no haya ningún bichito. Es mucho más sano si no le añades ningún tipo de carne. Para que tenga todas las propiedades que ahora te explicaremos no le pongas ni pollo ni buey ni ternera, solo vegetales.

Pon a hervir zanahoria, nabo, perejil, puerro, calabaza, lechuga, calabacín, tomate —pelado y sin semillas— y, sobre todo, no pueden faltar el apio y la cebolla, dos alimentos alcalinizantes y diuréticos. ¿Qué significa *alcalinizante? Los productos alcalinos previenen, evitan o hacen disminuir el ardor de estómago.* Este caldo es depurativo: alcaliniza la sangre y la orina, favoreciendo la eliminación de toxinas, especialmente el ácido úrico. Hace funcionar los riñones correctamente y aumenta la producción de orina. Es mineralizante; te aportará potasio, calcio, magnesio y hierro. Por cierto, *el potasio contribuye a evitar la hipertensión arterial.*

Puedes preparar una buena olla y congelarlo en recipientes individuales o bien en otros más grandes para poder hacer una buena sopa de pasta o de arroz.

Por otra parte, piensa que no siempre el aumento de peso durante el embarazo es debido a la acumulación de grasa. Puede que sufras retención de líquidos. Nunca debes hacer grandes dietas hipocalóricas por tu cuenta durante el embarazo. Las calorías mínimas que tienes que aportar a tu organismo son de 1.800. Por lo tanto, más vale que tu médico te aconseje sobre lo que tienes que comer. No obstante, para orientarte, te daremos una idea de dietas equilibradas y variadas con 1.800 calorías. Las encontrarás en la página 134.

... si soy una mujer obesa?

Ante todo, no te angusties. En principio, el feto no tiene por qué sufrir malformaciones o ningún tipo de enfermedad a causa de tu obesidad. Ahora bien, las mujeres obesas tienen más probabilidades de sufrir *diabetes gestacional* y *toxemia*, lo cual puede complicar el embarazo.

Además, ¡cuidado! Si tenías una obesidad androide, en forma de manzana, recuerda, como ya te hemos explicado en la página 22, que corres el riesgo de sufrir algún trastorno cardiovascular severo. No te arriesgues. Tendrás que controlar tu peso durante todo el embarazo. No se trata de que ahora dejes de comer, ¡ni hablar!, sino que te alimentes de forma inteligente. Olvida los pasteles y las golosinas, picar cosas grasientas entre horas, las patatas fritas y los caramelitos...

Sería de lo más indicado que consultaras a *unidades médicas especializadas en obesidad* para asesorarte adecuadamente sobre tu alimentación, ya que las dietas poco energéticas diseñadas por tu cuenta suelen tener carencias de vitaminas y minerales.

Los partos de madres obesas acostumbran a ser más lentos y complicados que los de una mujer en su peso ideal o con un leve sobrepeso. Y si el parto acaba en cesárea, siempre existe más riesgo de complicaciones. ¡Cuídate! No te engordes más de la cuenta. Y sigue la dieta que con toda seguridad te recomendará tu ginecólogo.

... si estoy anémica?

El embarazo es un estado fisiológico que tiende a menudo a provocar anemia. ¿Por qué? Porque ahora tu cuerpo aumenta la cantidad de plasma sanguíneo, lo que provoca una hemodilución. Y, por otra parte, porque pocas mujeres tienen las reservas de hierro necesarias para cubrir la demanda de este mineral durante el embarazo.

Tienes que saber que un adulto normal necesita una cantidad de hierro diaria de 15 mg, mientras que esta necesidad aumenta a 30 mg durante la gestación. Es por este motivo que, con toda probabilidad, tu médico ya te esté dando píldoras que contienen hierro desde el comienzo del embarazo.

La anemia que sufre una mujer embarazada es casi siempre por falta de hierro, pero para fabricar hematíes de buena calidad es también importante tomar ácido fólico y vitamina B_{12}.

Aunque el ginecólogo te hará tomar desde el comienzo del embarazo un suplemento farmacológico en forma de píldoras, te invitamos a que sigas una alimentación rica en hierro, ácido fólico y vitamina B_{12}.

Vuelve a echar un vistazo a los minerales y las vitaminas. Aquí te hemos seleccionado unos cuantos alimentos ricos en hierro, aunque encontrarás muchos más en las páginas 64 y 65.

Alimentos ricos en hierro:
- Carnes rojas.
- Hígado (quizá no te guste demasiado, pero es el que te aportará más hierro).
- Yema de huevo.
- Legumbres (garbanzos, lentejas, habas, soja, alubias).
- Pistachos y almendras.

Alimentos ricos en ácido fólico:
- Coles.
- Acelgas.
- Espinacas.
- Escarola.
- Soja.
- Hígado.
- Frutos secos.

Alimentos ricos en vitamina B_{12}:
- Leche.
- Quesos.
- Hígado.
- Yema de huevo.
- Salmón.
- Sardinas.
- Ostras.
- Conejo.

En cuanto a las pastillas de hierro que debes tomar, sabemos que tienen un sabor que puede resultar muy desagradable. Si a esto le añadimos que, como ya te hemos dicho, se tienen que tomar en ayuno y si además eres de las que por la mañana se levantan de la cama mareadas, entendemos que se te haga una montaña. Seamos positivas y pongamos remedio. Aquí van dos soluciones: una para las embarazadas con náuseas y otra para las que no las sufren.

1. *Si no tienes náuseas matinales*, tienes que ingerirlas en ayuno, no por un capricho médico, sino porque el hierro se absorbe mejor. Pero tenemos un truco para que te resulte más agradable: tómalas con un zumo de naranja. La vitamina C ayuda a su absorción y sabe mejor.

No te sorprendas si observas que tus deposiciones son negras como el carbón. Es por el hierro.

2. *Si eres de las que se levantan con náuseas*, no intentes tomarlas por la mañana, ya que es prácticamente imposible que las toleres. En este caso, tómalas media hora antes de cenar, y no olvides hacerlo con un zumo de naranja.

... si tengo náuseas?

Come poquito, a menudo y, sobre todo, come lo que te apetezca.

Evita el ayuno porque favorece las náuseas. Enseguida te darás cuenta de que acostumbran a ser más intensas por la mañana, cuando hace horas que no has comido nada.

Las náuseas pueden acentuarse si hueles el perfume penetrante de la vecina que coincide contigo en el ascensor o la peste a aceite refrito cuando entres en el bar de la esquina. Rehúye los olores fuertes.

Te irán mejor los sabores salados que los dulces. Por lo tanto, tolerarás mejor las tostadas que las galletas. En cambio, el exceso de grasas te sentará como una bomba. No tomes platos con especias y comidas fuertes. Como necesitas alimentos ricos en calcio, sustituye la leche, que puede provocarte arcadas, por sus derivados como yogures descremados, queso de Burgos o requesón.

Come pausadamente, con calma y tranquilidad.

Un truco: va muy bien, para aligerar las náuseas, comer polos, aquellos de toda la vida, que son de hielo con un palo. Y mejor si es de limón. Si quieres, puedes hacerlos en casa poniendo limonada en un recipiente para hacer cubitos con palillos para así poder sujetarlos cuando los saques del congelador.

También la glucosa, o sea la miel, puede reducir las náuseas.

... si tengo vómitos?

Tómatelo con calma. Si estás desesperada porque eres una de esas futuras madres que no pueden dar un paso sin vomitar, llévalo con dignidad y tranquilízate: los vómitos, que acostumbran a aparecer al inicio del embarazo, desaparecen como por arte de magia después del tercero o cuarto mes. Además, tu médico puede darte algún tratamiento para aliviarte.

Piensa que tu sistema gastrointestinal también cambia con tu nuevo estado: el estómago se vacía más lentamente, la digestión es más lenta, y esto provoca esas molestias a algunas mujeres.

Como en el caso de las náuseas, come poco y más a menudo. Evita la leche y toma quesos y yogures descremados. Fuera platos grasientos.

En tu caso es más recomendable tomar alimentos sólidos en vez de líquidos. Por ejemplo, te irán bastante bien los alimentos harinosos como la pasta y la patata hervida.

Cuando bebas, hazlo a sorbos e intenta beber agua carbonatada. Elige la que más te guste, la que tiene burbujas bien gordas o de las que tienen burbujitas de aguja, más finas. ¿Sabes que hay plantas que resultan muy útiles para mejorar la tendencia al vómito? Puedes probarlo con infusiones de romero (*Rosmarinus officinalis*), manzanilla (*Matricaria chamomilla*) o salvia (*Salvia officinalis*). Contra las digestiones pesadas, la diarrea y los vómitos es un buen remedio tomar tres tazas repartidas a lo largo de todo el día de cualquiera de esas tres plantas en infusión.

... si tengo flatulencias?

La flatulencia o meteorismo es un exceso de gases en el intestino que causa espasmos intestinales y distensión abdominal; es decir que se te hincha la barriga, y no precisamente por el bebé que llevas dentro. El gas del intestino procede de lo que se ingiere al tragar o deglutir y de lo que producen normalmente las bacterias de la flora intestinal. No te dé vergüenza. Todos sufrimos gases en un momento u otro, aunque hay personas que son más propensas o susceptibles que otras.

A menudo el exceso de gas está directamente relacionado con comer deprisa, engullendo como una desesperada. Tragar demasiado aire mientras se come también potencia los gases; a veces son provocados por situaciones de tensión y ansiedad en las comidas, e incluso pueden ser fruto de una indigestión o de un cambio brusco en la alimentación.

No pienses que nos sorprende que te quejes porque tienes gases. Es una característica antipática propia de tu estado. Al principio es muy desagradable y bastante incómodo, pero deberías acostumbrarte a estas molestias. La causa es la pérdida de tono del intestino. El embarazo provoca una tendencia a aumentar las flatulencias por culpa de esa pérdida del tono muscular. Hay mujeres que lo acusan más que otras.

La única manera de suavizar esos gases es con una dieta que no aumente los flatos. Por lo tanto, si tienes gases, evita los alimentos que agravan este problema. Fuera las alubias, la col y las bebidas con gas. No hagas comidas muy copiosas. Mejor comer poco y a menudo. Controla el estreñimiento.

Puede serte de ayuda tomar infusiones de menta y de anís verde, *Pimpinela anisum*, junto con otras plantas medicinales carminativas, como el hinojo y el comino. Combaten con eficacia el vientre inflado, evitan las flatulencias y además alivian las náuseas y el mal aliento.

... si no he pasado la toxoplasmosis?

Es probable que los análisis que te han hecho al principio del embarazo confirmen que no has pasado nunca esta enfermedad parasitaria, producida por un parásito que se llama *Toxoplasma gondii*. Qué nombre más feo que tiene este bichito, ¿verdad? No te alarmes antes de tiempo. La toxoplasmosis es una infección que se transmite por el contacto directo con excrementos de gatos y perros o bien al comer carne cruda. La infección es tan leve que, en otras circunstancias, ni te enterarías de que la estás pasando. En cambio, *la toxoplasmosis puede causar serios problemas en el feto, si la sufres durante el embarazo*.

Sólo se contrae una vez, como el sarampión o la varicela. Los primeros análisis determinarán si ya la has pasado y por tanto si tienes los anticuerpos que te inmunizan. Si es así, pide un *steak tartare*, si te apetece.

Si no has pasado la toxoplasmosis, ¡no es necesario que mates al pobre gato que vive en tu casa! Es mejor que los animales domésticos estén siempre bien limpios. Los perros tienen que bañarse, los gatos son autosuficientes y, como ya sabes, se lavan solos. Simplemente te pedimos que actúes con prudencia: que tu pareja limpie la tierra del gato. Si además tienes un perro, cuando lo saques a pasear, como ya sabemos que eres una ciudadana cuidadosa y respetuosa con los demás, que sea la persona que te acompañe quien recoja con una bolsita los excrementos del animal.

En cuanto a tu alimentación, olvídate de comer carne cruda durante el embarazo. Y cuidado con las verduras crudas. Hay que limpiárlas a fondo para que no estén infectadas por excrementos que no se detectan a simple vista.

... si me gusta la comida japonesa?

Pues, buen provecho. Disfruta con las sopas de *miso*, el pollo *teriyaki*, la *tempura* de vegetales y langostinos o los tallarines con verduritas.

Ahora bien, si te gusta el *sashimi* o el *sushi*, es decir, el pescado crudo, ¡ándate con ojo!

A pesar de no correr el riesgo de contraer la toxoplasmosis, el pescado *puede* estar infectado por un parásito llamado *Anisakis*. Atención, queremos insistir en que *puede estar*, no que siempre lo esté.

No querríamos causarte asco alguno, pero entenderás que tenemos que explicártelo: el *Anisakis* es un gusano. No se detecta con facilidad, es decir, que no lo verás, es un experto en camuflaje, tiene el mismo color que el pescado. Por mucho que te fijes, no lo olerás, no provoca ningún hedor, no le da ningún sabor especial. Y además debemos advertirte que puedes encontrarlo en un plato de pescado fresquísimo, acabado de pescar, de ese que todavía mueve la cola.

Da igual que lo comas en un restaurante de primera categoría, con todas las estrellas que quieras, limpísimo y, generalmente, carísimo.

¿Qué pasa si comes pescado que contenga *Anisakis*? Pues existe la posibilidad de contraer una enfermedad llamada *anisakiosis,* que no afectará al feto, pero que para ti será muy molesta. Acostumbra a causar un descalabro en el estómago, ya que el parásito se instala allí y te producirá vómitos persistentes hasta que no te lo saquen mediante una endoscopia. También puede afectar al intestino, provocando diarreas y reacciones inflamatorias que, si no hay un buen diagnóstico, pueden confundirse con la enfermedad de *Crohn*.

Hasta hace poco esta enfermedad solo la sufrían mamíferos marinos que se alimentan de pescado y los japoneses. Pero desde que han abierto tantos restaurantes japoneses en nuestro país, cada vez es más frecuente que la suframos aquí. *No solo puede ocurrir con el* sashimi *o el* sushi. *Conocemos de primera mano casos de gente que se ha infectado de* Anisakis *en restaurantes catalanes, vascos, madrileños o sevillanos.* Cualquier plato que te sirvan con el pescado poco cocido puede contener estos gusanitos tan molestos. Y, por otra parte, que quede bien claro que *no todo el pescado crudo está necesariamente infectado.*

Este gusano se destruye tanto con la congelación como con la cocción. El pescado es esencial en tu dieta. Mientras estés embarazada, no te arriesgues y come pescado bien cocido o bien cómpralo fresco y congélalo antes de cocinarlo.

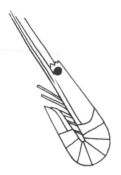

Intoxicaciones alimenticias: ¿Afectan a la madre o al feto?

Una intoxicación alimenticia te afectará a ti. En principio, una gastroenteritis aguda se supera a base de dieta, mucho líquido y paciencia. Si es muy grave, puede ser que requiera el ingreso en un centro hospitalario para que te pongan un suero. El bebé que llevas dentro irá creciendo gracias a tus reservas y no sufrirá tu malestar.

Por lo tanto, ve con cuidado con lo que comes. Alimentos como por ejemplo las ostras en mal estado pueden provocarte vómitos y diarreas muy desagradables e incluso peligrosas para tu salud.

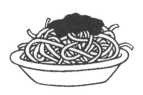 # ¡Atención! La *madre recogedora* entra en acción

Este es un caso que se da muy a menudo entre las madres que están esperando su segundo o tercer hijo. Cuando hay un pequeño en casa que a la hora de comer o de cenar no se acaba lo que tiene en el plato, entra en acción la *madre recogedora*. ¿Qué hace nuestra protagonista? Recoger lo que ha dejado la criatura, engullir los restos, sin duda riquísimos, que han quedado. ¿Por qué tirarlos a la basura? Total por ese poquito de nada. Y así día tras día. El pedacito de pan, la croqueta que tu hijo no quiere, los cuatro macarrones que tu hija se ha dejado... poca cosa, nada. Frena, frena, que esto irá a más sin que te des cuenta. El embarazo tiende a aumentar el hambre. A partir del quinto y sexto mes es una costumbre peligrosa: el hecho de ir viendo que tu barriga se hincha y tu cuerpo también, tu carita se vuelve más redonda y tus labios besucones, te ha hecho olvidar que tenías una cinturita, y aparece el síndrome *«qué más da, de perdidos al río»*. Y empiezas a picar fuera de horas lo que encuentras en la nevera, aquellos turrones que tenías desde Navidad, las pastitas saladas de la pastelería de enfrente de casa, o la bolsa de patatitas o cacahuetes en el despacho a media mañana. Entonces, sucede aquello que era previsible: cuatro kilitos en un solo mes y tu médico riñéndote y poniéndote a dieta de ensalada y plancha. Así que no te engañes. No vayas diciendo a todo el mundo que te quiera escuchar: *«Si yo no como nada...»*. ¡Sí que comes! Tu plato... y lo que recoges de los otros. Comer en exceso o comer inadecuadamente te engordará y después te costará mucho más recuperar tu figura. Así pues, ¡detente!

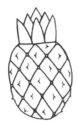

Verdad o mentira

Quien más quien menos se atreve a opinar sobre el embarazo. Estos consejeros o consejeras de andar por casa pueden recomendarte o desaconsejarte tomar esto, beber aquello o comer tal cosa en un tono tan severo y seguro que en realidad te hará dudar de todo.

Por eso, como si jugáramos al juego de la verdad, ahora te desvelaremos qué hay de cierto o de falso en lo que a comida se refiere.

... que el pan tostado engorda menos que el pan normal

Falso

En todo caso, tienes que saber que 100 g de pan blanco de trigo tiene 255 kilocalorías y, en cambio, 100 g de pan tostado tipo «biscote» tiene 411. ¿Qué lío, verdad? No, mujer. Lo que pasa es que una rebanada de pan tostado pesa mucho menos que una rebanada de pan normal. ¿Por qué? Porque contiene menos agua, pero en cambio tiene más densidad nutritiva. Y estamos convencidas de que tú no comerás para desayunar 100 g de tostaditas, sino una o dos rebanadas como mucho, y eso quiere decir unos 15 g por tostada. Estas rebanaditas de pan tostado tienen un valor nutritivo parecido al del pan de barra. Cuidado con algunas marcas comerciales que lo que hacen es añadir una serie de grasas a la composición de este producto.

… que el plátano engorda

Verdad

Engorda más que una sandía. Es la fruta que tiene mayor energía y más hidratos de carbono. Es una fruta riquísima que te aportará potasio, magnesio, vitamina A y ácido fólico o vitamina B_9. Come plátanos, pero sin atiborrarte.

… que la piña es diurética

Verdad

Y no solo hace que elimines toxinas al orinar, sino que además es digestiva. Ahora bien, al ser ácida no comas demasiada si sufres ardor de estómago. ¡Y ni se te ocurra hacer la famosa dieta de la piña que consiste en comer sólo de esta fruta! Nunca la recomendaríamos a nadie, pero en tu estado sería una auténtica locura.

… que no es recomendable beber agua durante las comidas: ¡engorda!

Falso

El agua es un elemento regulador, pero no energético, no tiene calorías. El agua NO engorda en ningún caso. Lo que engorda es lo que comes y no el agua que bebes entre plato y plato. No obstante, *beber mucho líquido durante la comida no favorece una buena digestión. Relee con atención los buenos consejos que encontraste en la página 69.*

… que durante el embarazo tengo que comer por dos

Falso

Lo que tienes que hacer es pensar en los dos, en ti y en el bebé. Es decir, sigue una dieta equilibrada y nutritiva. No comas doble ración de nada. La criatura recibe de ti todo lo que necesita; no debes incrementar la cantidad pensando que no tendrá bastante.

Por otra parte, rehúye cualquier dieta drástica para mantener la figura.

… que tienen las mismas propiedades el yogur de nevera que el que no se tiene que refrigerar

Falso

Según la definición de la Organización Mundial de la Salud, el yogur es una leche coagulada que se obtiene por la fermentación láctica ácida, provocada por el *Lactobacillus bulgaricus* y el *Sreptococcus thermophillus*, que contiene un mínimo de 100 millones de microorganismos vivos por gramo de yogur.

Por lo tanto, cuando comes yogur, aportas la flora necesaria al intestino que lo ayudará a hacer una buena digestión. La flora intestinal no es otra cosa que los microorganismos necesarios para el cuerpo.

Los postres lácteos *que no necesitan refrigerarse para su conservación* son estériles, es decir, no contienen estos microorganismos porque han pasteurizado el producto una vez ha fermentado. La conclusión es que *si bien mantienen todo el valor nutritivo de la leche, no tiene las ventajas del yogur refrigerado.* De hecho, crea confusión llamar yogur a este tipo de postres lácteos. Podemos decirlo más alto, pero no más claro: estos productos no pueden calificarse de yogur porque sería un fraude.

El yogur que se conserva necesariamente en la nevera y que tiene fecha de caducidad es el único que favorece la absorción de grasas, combate las diarreas, facilita la evacuación y la asimilación de nutrientes, disminuye el colesterol, ayuda a la digestión y reduce los efectos negativos de los antibióticos porque protege el intestino.

… que la fruta, siempre de postre

Falso

En general, estés o no embarazada, lo más recomendable es comerla sola, a media mañana o a media tarde. Piensa que si la tomas de postre lo que haces es sumar los hidratos de carbono, que generalmente se toman en el primer plato, con la fructosa de la fruta, y esta combinación se transforma en grasa. No obstante, eso sería relevante si hicieras dieta para adelgazar y este NO es tu caso. En una dieta equilibrada no pasa nada si comes fruta de postre.

… que las vitaminas lo curan todo

Falso

Las vitaminas son necesarias en su justa medida. De hecho, nuestro organismo puede sufrir ciertos problemas tanto por su carencia como por su exceso.

... que los nervios me engordan

Falso

Si cuando te pones nerviosa por la razón que sea tienes ansiedad y ésta disminuye comiendo en todo momento y picando constantemente, entonces seguro que engordarás. Pero, por el mismo precio, hay mujeres que cuando están nerviosas no tienen ni pizca de hambre y entonces lo que les pasa es que adelgazan. Lo que tienes que intentar ante todo es controlar la ansiedad y tratar de relajarte. ¡Fuera nerviosismo! Reflexiona sobre qué es lo que te inquieta, por qué esos nervios, habla con tu pareja de lo que te preocupa. Tienes que disfrutar de tu estado y no agobiarte.

... que comer pasta con salsa engorda más que sin ella

Verdad

Veamos, a menos que tu médico te haya indicado que tienes que seguir una dieta porque estás engordando más de lo que te conviene, seguimos recordándote que una mujer como tú, sin ningún problema de salud y con eso incluimos la obesidad, que está esperando un bebé, no tiene que ponerse a régimen ni obsesionarse pensando que está perdiendo la cinturita de avispa que tenía. Después del parto y sin prisas volverás a tu peso.

Dicho esto, la pasta está hecha de harina. Estamos hablando de hidratos de carbono complejos que te aportarán muchas calorías. Para que te hagas una idea, 100 gramos de pasta equivalen a 368 kilocalorías. Piensa que en tu estado necesitas estas calorías. Ahora bien, si los hidratos de carbono los combinamos con grasas, que son en general la base de toda salsa, la combinación resulta muy energética. Pero dependerá del tipo de salsa que te pases o no de calorías. Si la salsa es de tomate, con muy poco aceite, no tiene por qué engordarte más que si la comieras triste y sola. A no ser que, como la encuentras muy rica, repitas y te zampes dos platos.

... que es más sano cocinar con aceite de oliva que con mantequilla

Verdad

El aceite de oliva lleva grasas monoinsaturadas como el ácido oleico. Estas grasas son las que no aumentan el colesterol. Mientras que la mantequilla lleva grasa saturada y no es tan buena para controlar el colesterol, pero en cambio te aporta vitaminas A, B_{12} y D. Cocinar con mantequilla es característico de la cocina de la Europa del norte, donde no tienen el clima apropiado para cultivar olivos. De hecho, allí el aceite es un producto de lujo.

Lo mismo ocurre en Estados Unidos. En los últimos años el aceite de oliva se ha convertido en un bien preciado en la cocina de los *bobos*, los *bohemian bourgeois*, lo que aquí conocemos como la sociedad burguesa, culturalmente inquieta y acomodada, es decir, con dinero. A modo de anécdota, te proponemos que alquiles o compres el DVD de la película *Jugando con el corazón*, dirigida por Willard Carroll y con un reparto sensacional: Sean Connery, cada año que pasa más atractivo, Angelina Jolie, que aquí no va de Lara Croft, Geena Rowlands, la magnífica actriz de teatro y cine, Dennis Quaid, el actor de *El chip prodigioso* y ex marido de Meg Ryan, y Gillian Anderson, la protagonista de *Expediente X*. Y con razón te preguntarás ¿por qué te recomendamos esta película? Pues porque hay una escena en la cocina, donde Sean Connery utiliza aceite para aliñar y, ahora viene lo mejor, es una botella de aceite Siurana de la Cooperativa de Riudecanyes, en el Baix Camp, Tarragona. Si te fijas, podrás leerlo en la etiqueta de la botella porque se ve claramente.

El aceite de oliva es excelente para aliñar y es mejor para freír, siempre que no lo aproveches varias veces y refrías los alimentos. Además, en nuestra cocina mediterránea no es habitual cocinar con mantequilla.

Nuestro consejo es que aproveches que en casa tenemos buen aceite de oliva y cocines con él. Y que pongas mantequilla en las tostadas o como complemento final a un buen *risotto* con *funghi porcini*.

… que el melón por la noche es indigesto

Puede ser verdad... o no

En cuanto a comer melón, el dicho dice: por la mañana, oro, al mediodía, plata, y por la noche, mata. El melón contiene mucha agua. Este agua disuelve los jugos gástricos del estómago y hace que se te hinche la barriga. Todo esto te podría provocar una mala digestión. Si comes melón para cenar, debido a la inactividad, puede hacerte pasar una mala noche. Mejor cómetelo por la mañana o al mediodía. Piensa que el melón tiene muy buenas propiedades: es laxante, diurético e hidratante.

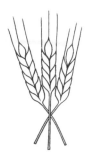

Mantenerse en forma

¡Rehúye una vida demasiado sedentaria! Piensa en las horas que pasas sentada en la mesa del trabajo o bien de pie detrás de un mostrador. A partir de ahora no solo tendrás que adquirir unos buenos hábitos alimenticios, es conveniente que lo combines con unos ejercicios que favorecerán una mejor circulación sanguínea, conseguirán mantener el tono muscular y te prepararán para el parto.

Prepárate para vivir una nueva etapa en tu vida.

Andar

Cada día, baja del autobús o del metro una o dos paradas antes de la tuya y ve caminando hasta tu puesto de trabajo. Anda con los hombros atrás, la columna bien recta, apretando los glúteos, es decir, el culo, y la cabeza alta. Deja los zapatos de tacón alto en casa. El calzado tiene que ser cómodo y tiene que sujetarte bien los pies. Lo mejor son los zapatos con un tacón discreto, de uno o dos dedos.

Natación

Dedica una o dos horas de la semana a practicar natación suave. No es necesario que intentes batir récords. Si no sabes nadar, camina dentro del agua por la parte que no cubre. También puedes sujetarte a la baranda y estirarte y mover las piernas venciendo la resistencia del agua y después dejar que tu cuerpo flote y relajarte. Tu columna vertebral te lo agradecerá y tu circulación mejorará. Nadar te irá muy bien para conseguir un buen tono muscular y para aumentar la resistencia. Hay centros donde se hacen ejercicios en la piscina indicados para mujeres embarazadas. Se trata de una gimnasia acuática prenatal. Infórmate.

Tai-chi

¿Has probado el tai-chi? No solo te irá de maravilla para desbloquear tu cuerpo y controlar el movimiento, sino también para liberarte del estrés diario. ¿Quizá no has oído hablar nunca del tai-chi? Te hacemos un breve resumen. Situémonos en Oriente, hace miles de años, concretamente en China, donde se practicaban diversas formas de artes marciales. Una de ellas era el tai-chi. Te estamos hablando de un arte que se desarrolló en este país bajo la influencia taoísta y que se ha ido extendiendo por todo el mundo a través del tiempo. Se basa en una serie de figuras que el cuerpo reproduce con movimientos lentos y continuos. La base de esta filosofía establece que la salud mental y física de cada persona está estrechamente ligada al flujo de la energía interior llamada *chi*. Actualmente, esta disciplina es cada vez más popular en nuestro país y la practican personas de todas las edades.

En tu estado, el tai-chi te ayudará porque es una forma de meditación que favorece el equilibrio entre el estado físico y mental. Te beneficiará porque te enseñará a controlar mejor el equilibrio de tu cuerpo, aumentará la concentración mental y favorecerá la circulación corporal. Tiene un potente efecto sobre la función respiratoria; te ayudará a familiarizarte con la respiración abdominal. Esta práctica disminuirá el estrés y la tensión, aumentará tu flexibilidad, agilidad y coordinación corporal, a la vez que te fortalecerá la musculatura.

Yoga

¿Sabes que hay ejercicios de yoga indicados para tu estado? Se llaman *asanas*. Son una serie de posturas estáticas y otras con movimientos muy suaves, con las que conseguirás la liberación de las articulaciones, piernas, brazos y columna. El yoga aumenta tu flexibilidad y reduce la tensión. Además, aprenderás a controlar la respiración y te servirá para concentrarte mejor durante el parto.

Si quieres practicar yoga o tai-chi, tendrás que advertir al instructor de que estás embarazada.

Si haces ejercicio diariamente, conseguirás sentirte mejor porque liberarás unas hormonas llamadas endorfinas, aliviarás dolores de cabeza y calambres en las piernas, conseguirás un mayor equilibrio, te sentirás más preparada para el parto y recuperarás más rápido tu silueta después de tener a tu hijo.

Pero tienes que ser prudente. Si no has hecho ningún tipo de ejercicio antes de quedarte embarazada, no fuerces la máquina: empieza con un ritmo suave y constante, sin pasarte. Se trata de estimular la circulación sanguínea. Si te falta el aliento, tu bebé también notará la falta de oxígeno.

Ejercicios para hacer en casa

Todos estos ejercicios que te proponemos tendrás que hacerlos sobre una superficie dura. No vale realizarlos sobre la cama o encima del sofá. Puedes hacerlos sobre una alfombra o sobre una esterilla. Tienes que respirar lenta y profundamente, inspirando y sacando después todo el aire que tienes en los pulmones. *Si te mareas, te cansas o notas cualquier dolor, detente.* Y recuerda que ejercitando tu cuerpo conseguirás liberar tensiones emocionales y te relajarás.

Precalentamiento

Sentada con los pies juntos, espalda recta, ojos cerrados, hombros relajados. Empieza por levantar la cabeza hasta mirar el techo a la vez que inspiras aire; luego, lentamente, bájala hasta que la barbilla te toque el pecho, soltando todo el aire, *sin prisa.* Después, gira la cabeza en un suave movimiento rotatorio, eliminando tensiones cervicales. Puede ser que oigas algún crujido en el cogote. Esto quiere decir que estás eliminando la rigidez muscular y articular.

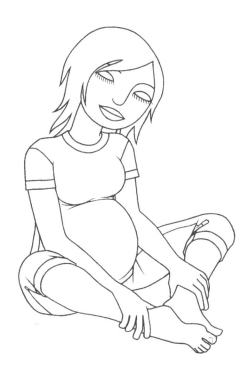

En cuclillas

Levántate del suelo. Espalda recta, pies separados, paralelos a los hombros, empieza a agacharte lentamente hasta donde puedas. Los talones pegados al suelo, *no vale quedarse de puntillas.* Trata de equilibrar tu cuerpo. Tienes que mantenerte en cuclillas tanto tiempo como puedas. Con esta postura favorecerás la elasticidad, la flexibilidad de los muslos y la musculatura lumbar.

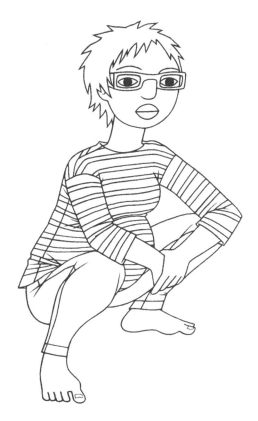

El gato

Como si fueras una gatita, ponte a cuatro patas, con las rodillas se-
paradas. Camina avanzando como este animalito con la barriga col-
gando. Una vez hayas dado una vuelta, detente. Arquea la espalda
hacia arriba mientras contraes los glúteos y la musculatura pélvica.

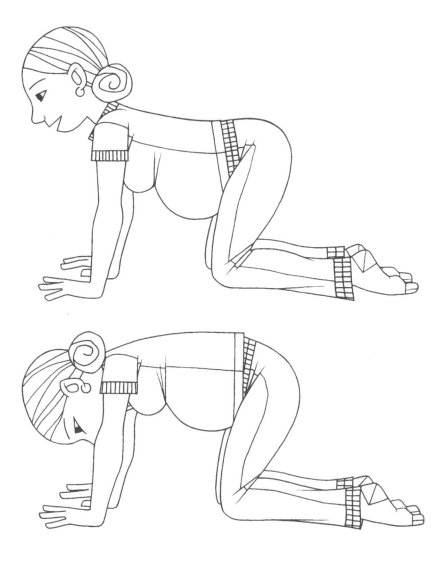

Aguanta unos segundos y después relaja la columna, sacando el aire que habrás inspirado y dejando libre el peso de la barriga. Repite este ejercicio varias veces. Procura, sobre todo, no forzar nunca la espalda poniendo el culo en pompa y arqueando la columna hacia dentro, ya que esta postura es perjudicial para la región lumbar.

El puente

Tendida, boca arriba, los brazos al lado del cuerpo para ayudar a elevar la columna y los pies bien sujetos al suelo, no vale de puntillas. Levanta la pelvis mientras inspiras y, lentamente, vértebra a vértebra, vas bajando mientras sueltas el aire. Así, ayudarás a relajar la espalda, bascularás la pelvis y fortalecerás los muslos. Si te cuesta levantar el culo del suelo, no pasa nada. Intenta solo elevar la espalda manteniendo los hombros y el culo en el suelo. Si te resulta incómodo, puedes hacer el ejercicio de pie, con la espalda contra la pared, echando la barriga hacia afuera. Procura que los hombros y el culo no pierdan el contacto con la pared.

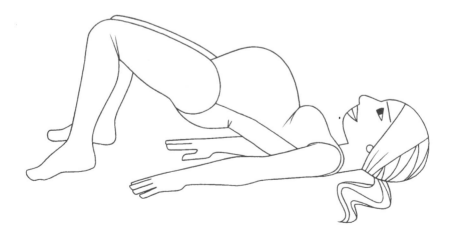

Ejercicios de Kegel

O *fisioterapia del suelo pelviano*. Este es un ejercicio fundamental para ti. Empieza a practicarlo cuándo vayas al lavabo a orinar (y ya sabes que en tu estado vas muy a menudo). ¿En qué consiste? Cuando estés haciendo pipí, tendrás que aguantar la orina, soltarla, volver a aguantarla y así varias veces. Es decir, se trata de cortar el chorrito de orina y dejarlo salir, aguantarlo y que salga de nuevo. Si te acuerdas, hazlo cada vez que vayas al lavabo. Con este ejercicio haces gimnasia muscular del esfínter de la uretra, y te ayudará para que después de parir no se te escape el pipí.

Otro ejercicio fácil de practicar es, estando de pie o sentada, contraer y relajar la musculatura que rodea el ano y la vagina. Hazlo en series de veinte repeticiones. No te dé pereza practicarlo. Haznos caso, es muy conveniente. Esta es la gimnasia de la musculatura pelviana en general. Puedes practicarlo mientras estás sentada delante del ordenador, mirando la tele o de pie esperando el autobús.

Ah, y si quieres practicar el ejercicio en pareja, cuando estés haciendo el amor, juega a apretar fuerte y no dejarlo escapar. ¿Te gusta la idea?

Dormir cómodamente

Por la noche, con el fin de que descanses mejor, te recomendamos que duermas de lado. *No es aconsejable dormir boca arriba*. ¿Por qué? Porque el peso de tu barriga hace que:

- La presión sobre la vena cava dificulte la circulación de retorno en las piernas y favorezca el agravamiento de las varices y las hemorroides, si las tuvieras, o bien provoque su aparición.
- La disminución del retorno venoso provoque una bajada de

tensión, *síndrome hipotensivo supino,* que cause una reducción del flujo sanguíneo *útero-placentario* y renal. Esto no solo te afectaría a ti, sino que podría notarlo el feto, y como consecuencia sufrir una *bradicardia,* que es una bajada de su frecuencia cardíaca.

- *Se compriman tus intestinos, haciendo que el tránsito intestinal sea más lento. Y eso podría agravar tu estreñimiento.*
- Te duela más la espalda como consecuencia de la presión constante y en aumento del útero.

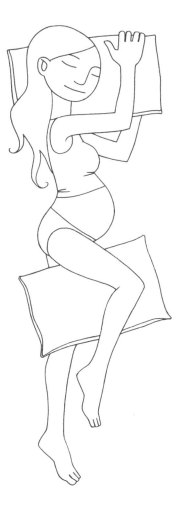

Por todos estos motivos, duerme de lado. Te acostumbrarás pronto. Y si te duelen las piernas, puedes relajarlas colocando una almohada bien esponjosa entre ellas, como ves en el dibujo, así el peso de una no afectará la circulación de la otra. Dormirás como un angelito. Buenas noches.

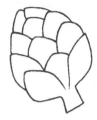

Menús

Para madres vegetarianas

Si eres totalmente vegetariana

Desayuno
Bebida de soja y vainilla.
Tostadas con margarina y mermelada o con un buen chorro de aceite y sal. O también cereales.

A media mañana
Fruta, ya sea entera, en forma de zumo o compota.
Galletas con fibra.

Comida
Arroz o pasta con tomate o bien un buen plato de legumbres, todo lleno de proteínas.
Hamburguesa, o albóndigas, o croquetas de soja, tofu y espinacas. Puedes acompañarlo de una ensalada variada.
Una fruta.

Merienda
Bocadillo vegetal, a tu gusto.
Un vaso de leche de almendras.

Cena

Ensalada de garbanzos y tofu.
Filete de seitán con patatas.
Una fruta.

Antes de acostarte

Una vaso de bebida de soja o de arroz.

Si solo rechazas la carne, este es un posible menú

Desayuno

Leche de vaca con cereales o un zumo de fruta y tostadas con mantequilla y mermelada.

A media mañana

Bocadillo de queso.

Comida

Pasta, legumbres o arroz.
Pescado.
Fruta o yogur.

Merienda

Zumo de fruta y unas galletas.

Cena

Verdura al gusto (a la plancha, hervida, al vapor...).
Una tortilla a la francesa o de patatas, o huevos escalfados.
Requesón con miel.

Para madres con diabetes gestacional

Esta dieta te aportará 2.200 kilocalorías.

Mañana

Un bocadillo de jamón.
40 g de pan blanco (que viene a ser un panecillo redondo).
50 g de jamón en dulce.
6 g de aceite, o sea un chorrito.
Un vaso de leche descremada (200 cl) o, si no te gusta la leche,
2 yogures descremados.

A media mañana

Un bocadillo de queso (siguiendo los gramos indicados anteriormente).

Un vaso de leche descremada o un yogur descremado o una pieza de fruta. Aquí puedes escoger: una manzana, una pera, dos albaricoques, dos mandarinas, un melocotón, una naranja. O bien 150 g de fresas, o de piña natural, 300 g de melón o de sandía, o 80 g de cerezas, higos, nísperos, plátano o uva.

Comida

Olvídate del pan a la hora de comer. Ya has comido bastante. Toma los hidratos de carbono de otra manera. Por ejemplo:

Un plato de verduras (de 200 a 300 g). Elige la verdura que más te guste, excepto la zanahoria, remolacha, cebolla, coles de Bruselas y alcachofa. Si son precisamente estas tus preferidas, puedes comerlas, *pero la mitad del peso que te indicábamos, es decir, unos 100-150 g.*
150 g de patata hervida o frita, si lo prefieres (siempre con aceite nuevo, no refrito)
o 45 g de arroz o pasta

o 60 g de legumbres

o 180 g de guisantes o habas (congelados, que tienen menos kilocalorías y menos hidratos de carbono)

o 270 g de maíz (congelados, por la misma razón de antes).

100 g de carne. Di a la carnicera que te haga unas cuantas pie-
zas y las conservas en el congelador, en forma de filete o hamburguesa; así siempre tendrás a mano.

Puedes acompañarla con:

40 g de arroz o pasta

o 50 g de legumbres

o 125 g de patatas.

Si no te apetece carne de ternera o de buey, puedes comer
un cuarto de pollo o conejo

o 100 g de ave (pavo, pichón, avestruz, perdiz)

o 80 g de jamón en dulce o lomo embuchado

o 150 g de pescado blanco o azul

o 100 g de atún en conserva al natural.

La carne puedes sustituirla esporádicamente por 2 huevos o
100 g de hígado o riñones.

Ahora imagina que no tienes tiempo de comer sentada en la
mesa y tienes que recurrir al bocadillo de turno. Puedes hacerte uno
de atún o lomo, o de jamón o sardinas, con 110 g de pan. Y después,
una manzana u otra fruta.

Merienda

100 cc de leche descremada

o 1 yogur.

Más 30 g de pan

o dos biscotes.

Cena

200 o 300 g de cualquier verdura, con las mismas excepciones que antes.

y 100 g de patata
o 30 g de arroz o pasta
o 40 g de legumbres
o 120 g de guisantes o habas
o 180 de maíz

y 150 g de cualquier pescado
y 30 g de arroz
o 40 g de legumbres
o 100 g de patatas

De postre, 120 g de manzanas o cualquiera de las frutas que te hemos propuesto para tomar a media mañana.

Antes de acostarte

100 cc de leche descremada
o 1 yogur descremado
y 30 g de pan
o dos biscotes.

Para madres que tienen que cuidar su peso

Dos modelos de dieta de 1.800 kilocalorías (cantidad mínima para mujeres gestantes recomendada por la OMS).

MENÚ 1

Desayuno
Un vaso de leche descremada (200 cc).
Bocadillo.
Pan (50 g).
Jamón dulce (30 g).
Fruta (120 g).

A media mañana
Un yogur descremado.

Comida
Como primer plato, una ensalada variada. Ponle imaginación y color, que resulte atractiva en el plato.
Un huevo duro.
Una lata pequeña de atún.
Tomate (100 g).
Soja.
Lechuga, canónigo, hoja de roble, rúcula (50 g).
Ojo con el aceite de aliñar. La cantidad recomendada para todo el día es de 30 g. Por lo tanto, que sea un chorrito. No *bañes* la ensalada, sé juiciosa.

De segundo, un filete de 100 g a la plancha.
Acompáñalo con puré de patata (30 g).

Fruta, si te apetece. Si no, resérvala para tomarla a media tarde.

Merienda

Un yogur descremado del sabor que más te guste.

Y para que no te quejes, puedes comer, sin remordimientos, 5 galletas María (50 g).

Cena

Un plato de coliflor (200 g) y patata hervida (100 g).

De segundo, dos rodajas de rape a la plancha o una colita que pese 120 g.

Puedes acompañarlo de 100 g de tomate y cebolla.

De postre, fruta (120 g).

Sumando todas las kilocalorías de todos los alimentos, habrás tomado 1.827; eso si has seguido al pie de la letra los gramos que te hemos indicado que consumieras.

MENÚ 2

Desayuno

Un vaso de leche descremada, que como sabes equivale a 200 cc.

Tres tostaditas tipo biscote que sumarán 30 g. Sobre las tostadas, puedes poner 15 g de la mermelada que más te guste.

A media mañana

Una pieza de fruta. La manzana quizá es la que te sacia más, en caso de que tengas mucha hambre a esa hora. Puedes tomar 120 g.

Comida

Un plato de lentejas y arroz. Esto quiere decir 40 g de lentejas y 30 de arroz, pesado todo en crudo. Viene a ser un puñadito de cada.

Una pechuga de pollo de 300 g, a la plancha (sácale la piel), acompañada de 150 g de ensalada. Tomate y lechuga o lo que prefieras, zanahoria y apio, o pepino y escarola...

De postre, un yogur descremado.

Merienda

A esta hora te proponemos requesón con miel. Si no tienes requesón en la nevera, puedes recurrir al queso de Burgos. Eso sí, 100 g y 15 g de miel.

Cena

Un buen plato de verdura hervida o al vapor. Por ejemplo, 200 g de guisantes y 100 g de patata.

También al vapor o a la plancha, un lenguado de 200 g de peso.

De postre puedes comer 120 g de fruta. Fresones con zumo de naranja o kiwi, que te aportará mucha vitamina C.

Si sumamos la aportación energética de los alimentos, este menú es de 1.794,4 kilocalorías.

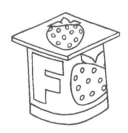

Alimentos poco convencionales y dudas frecuentes

No tenemos que explicarte qué es un tomate, una patata o una manzana. Pero hay alimentos que quizá no has probado jamás en la vida y que, cada vez más, puedes encontrar en la ensalada de un restaurante, en el puesto del mercado, en el supermercado, o durante una cena en casa de unos amigos.

Aquí te ofrecemos una guía práctica para que puedas conocer sus nombres y sus propiedades.

Por otra parte, postres lácteos tan conocidos como el yogur llevan añadidos unos componentes de los cuales quizá desconoces la procedencia y virtudes. Ahora te lo contamos.

El yogur

Es una leche fermentada ácida. Para su producción se utiliza leche pasteurizada entera o desnatada, a la que se le inoculan cultivos seleccionados de *Lactobacillus bulgaricus* y el *Spreptococcus thermophillus*. Su fermentación dura entre 6 y 23 horas. Cuando se obtiene la acidez y las características organolépticas óptimas, el coágulo se homogeniza y se coloca en envases estériles.

El origen del yogur se sitúa en Turquía, aunque también hay quien lo ubica en los Balcanes, Bulgaria o Asia Central. Se cree que su consumo es anterior al nacimiento de la agricultura. Parece ser que los pueblos nómadas transportaban la leche fresca que obtenían de los animales en sacos, generalmente de piel de cabra. El calor y el contacto de la leche con la piel de cabra propiciaban la multiplicación de las bacterias ácidas que fermentaban la leche. Esta leche se convertía en una especie de crema, semisólida y coagulada. Una vez habían consumido este producto, los nómadas volvían a llenar los sacos de leche fresca, que se convertía de nuevo en leche fermentada, es decir, en yogur, gracias a los residuos que quedaban. El yogur se convirtió en el alimento básico de estos pueblos por su facilidad de transporte y por su conservación.

Dicen que Gengis Kan, el célebre guerrero mongol del siglo XII, alimentaba a su invencible ejército con *kumis*, un tipo de leche fermentada ligeramente alcohólica y con un sabor que podría recordarnos al de la cerveza. Parece ser que el *kumis* fue utilizado muchos años después en Rusia para combatir la tuberculosis.

En la India lo llaman *dahi* y era considerado un alimento de los dioses. Plinio el Viejo le confirió la cualidad de milagroso. Claudio Galeno, el médico griego que ejerció en Roma en el siglo II, destacó su efecto beneficioso para los problemas de estómago y otro médico, Dioscórides, lo recomendaba contra el dolor de hígado, la tuberculosis y como depurativo general.

Pero no fue hasta el año 1908, y gracias al premio Nobel de Medicina, el doctor Ilya Ilych Metchnikoff, director del Servicio de Microbiología Morfológica del Instituto Pasteur, que quedaron determinadas las propiedades del yogur. Este científico ucraniano, emigrado a Francia, demostró que el yogur contenía bacterias capaces de convertir el azúcar de la leche en ácido láctico y que este ácido hacía imposible el desarrollo de bacterias malignas en el intestino derivadas de la descomposición de los alimentos. También descubrió la enorme cantidad de vitaminas del grupo B que contiene el yogur.

El *bífidus activo*

El tan conocido *bífidus activo* es una cepa de bifidobacterias comercializada desde hace años, que se añade a algunas leches fermentadas y a bebidas, como por ejemplo, zumos.

Lactobacillus casei immunitas

Es un lactobacilo que se encuentra en la flora intestinal del ser humano. Se añade a determinados productos lácteos para dotarlos de las propiedades protectoras que tiene para el intestino.

El kéfir

Es un tipo de leche fermentada *ácido-alcohólica*. La fermentación se produce gracias a los granos de kéfir, unas partículas gelatinosas. A diferencia del yogur, el kéfir se bebe, ya que es líquido, y, además, efervescente y ligeramente alcohólico. Es un alimento muy nutritivo, indicado para las anemias, y se utiliza como el yogur para una gran variedad de trastornos intestinales. A esta familia de leches fermentadas ácido-alcohólicas pertenece también el llamado *kumis*.

La soja

Es una planta, cuyas semillas se utilizan en la fabricación de productos dietéticos y sobre todo de aceite. Como contiene poco almidón, es un buen alimento para los diabéticos. Lleva, entre otras cosas, calcio, potasio, magnesio, fósforo y folatos. Esta planta tiene unos 5.000 años de historia. Su origen parece encontrarse en la China del año 2838 a. C. Un emperador muy sabio y admirado de aquel país tan lejano llamado Sheng-Nung declaró la soja una de las cinco semillas sagradas junto con el arroz, la avena, el trigo y el mijo. Se han hallado textos donde los chinos la bautizaban con el nombre de carne vegetal. En el siglo VI se introdujo en Japón, y hasta el siglo XVIII no llegó a Europa. Sin embargo, la hipótesis que resulta más verosímil es aquella que afirma que la trajeron marineros europeos después de probarla en China. Otros derivados de la soja son el *tempeh* (hecho a base de soja blanca fermentada), el miso y la salsa de soja. Y naturalmente nuestros siguientes protagonistas: la leche de soja y el tofu.

La leche de soja

Se obtiene dejando en remojo los granos de soja. Después se cuecen y se cuelan. Y ya tenemos la bebida de soja que, debido a su color blanquecino, se llama erróneamente *leche*, a pesar de no serlo. Quizá por ello a mucha gente, cuando la bebe por primera vez, no acaba de gustarle, ya que espera encontrar un sabor similar al de la leche y no se le parece en nada. Puedes encontrar leche de soja con vainilla o con chocolate. Las personas que no toleran la lactosa pueden tomarla como alternativa a la leche de vaca. Es muy digestiva, y te aportará vitamina B y hierro. Es importante que sepas que, una vez abierta, tienes que conservarla en la nevera y caduca a los siete días.

El tofu

Es una palabra que proviene del japonés y significa «carne sin hueso». Elaborado a partir de la leche de soja, es de color blanquecino. Es a la leche de soja lo que sería el queso a la leche de vaca. Su textura puede recordar el queso fresco y, como este, no sabe a nada, seamos sinceros. Tiene las mismas propiedades que la soja.

Hay quien cree que los monjes budistas descubrieron el tofu al cuajar la leche de soja; otros consideran que fue fruto del azar. También parece ser que fueron los monjes budistas quienes llevaron el tofu a Japón. Lo que está claro es que los japoneses no tardaron demasiado en incluir este producto en su cocina. De hecho, hoy en día, Japón es el lugar del mundo donde más se consume.

Curiosamente a Europa llegó muy tarde. Su popularidad viene de la mano del movimiento *hippie* y contracultural de los años sesenta y setenta, cuando descubrieron este alimento como una alternativa a la carne animal.

Con el tofu podemos hacer lo mismo que haríamos con la carne: podemos freírlo, rebozarlo, empanarlo, rellenarlo, estofarlo, hacerlo a la plancha, hacer albóndigas y croquetas. También podemos hacer sopas, mayonesas, bechamel e incluso postres dulces.

El seitán

Se obtiene hirviendo una pasta de trigo a fuego lento en un caldo de raíz de jengibre, alga *kombú* y *tamari* o salsa de soja. Dicen que también nació en la cocina de unos monjes budistas y que por este motivo el seitán recibe el nombre de «comida de Buda» o «carne de trigo». Su pariente más próximo es el tofu o queso de soja. Pero el seitán es de color marrón y tiene una textura y consistencia como la de la carne animal. Solo una advertencia importante: *ojo si eres celíaca, es puro gluten.*

La levadura de cerveza

Nada que ver con tomarte una o dos cervecitas al día, ¿eh? Ya sabes que en tu estado mejor olvidarse del alcohol. Así pues, ¿de qué estamos hablando? Del polvo seco que queda después de lavar, tamizar, prensar y deshidratar millones de levaduras. Estas levaduras son organismos vivos, llamados *Saccharomyces cerevisiae,* que proliferan durante la fabricación de la cerveza. Insistimos: la levadura de cerveza, por mucho que se obtenga durante su elaboración, no tiene alcohol. Puedes encontrarla en forma de polvo y en pastillas. Pero como su sabor es amargo, mejor tomarla en cápsulas.

Es una gran depuradora de la piel. Su consumo regular te ayudará a tener un cabello y una piel envidiables. Contiene vitaminas del grupo B y vitamina D, minerales y oligoelementos. Está muy indicada para mujeres embarazadas porque favorece la asimilación de nutrientes y tiene un alto contenido en calcio, fósforo, hierro y ácido fólico. También equilibrará tu sistema nervioso.

A pesar de colaborar a que el organismo elimine toxinas, tenemos que advertirte que la levadura de cerveza puede alterar la flora intestinal, produciendo flatulencia y diarrea. Cuidado: está contraindicada si sufres la enfermedad de Crohn o colitis ulcerosa.

Las algas

Considéralas las verduras del mar. No te dé reparo incluirlas en tu dieta, por muy raro que te parezca su aspecto, su sabor o su textura. Resultan muy beneficiosas por su riqueza en yodo, calcio, fósforo, azufre, sodio, flúor, hierro, magnesio, litio, zinc... y vitaminas como la E, A y B_{12}.

Suelen comercializarse secadas al sol para facilitar su manipulación, conservación y transporte. Es como cuando compras setas o champiñones secos y envasados. ¿Verdad que para cocinarlos tienes que sumergirlos en agua tibia? Pues con las algas tienes que hacer lo mismo. Y después de un rato en remojo, recuperan su frescor y ya puedes consumirlas directamente en ensaladas o cocinarlas con otros ingredientes.

Todas las algas necesitan un mínimo de 20 minutos en remojo y aumentan aproximadamente siete veces su volumen. Las algas verdes pueden cortarse en tiras, una vez remojadas, a lo largo. Las algas negras pueden picarse, trinchar en seco o cocinarlas enteras. Las *agar agar* pueden cortarse antes o después de remojarlas. Y todas son un excelente complemento a nuestra alimentación.

Kombu. Crece a una profundidad de 8 a 10 metros. Es de color verde oscuro, de consistencia dura y con las hojas anchas y planas. Su valor medicinal es muy apreciado, especialmente como regulador de la tiroides, por su alto contenido en yodo, y como regulador de la presión sanguínea. Es excelente para el pelo y la piel, efectiva para combatir problemas de artritis y de riñón. Se la considera la legumbre del mar, y en la cocina consigue ablandar las legumbres, ya sea si la añades al agua de remojo, como en la cocción. Necesita un mínimo de 45 minutos para ablandarse y 30 minutos para cocerse. Por eso te recomendamos utilizarla con las legumbres. No tires el agua en la que has puesto a remojar el alga kombu porque te servirá como base para hacer sopas o salsas.

Hijiki (también conocido como *hiziki* o *iziki*). Se encuentra cerca de la costa, es de color negro y tiene forma de filamento. Su consistencia es carnosa. En Japón se utiliza como cura de rejuvenecimiento, consistente en alimentarse solo a base de esta alga durante un día. Ideal para las uñas, el pelo y los huesos gracias a su alto contenido en calcio. Muy recomendable también para la circulación sanguínea.

En la cocina queda muy bien con el arroz. Su sabor es fuerte, por lo que es aconsejable poner pequeñas cantidades. También puedes ponerlas de acompañamiento o hacerlas rehogadas.

Se ponen en remojo durante 30 minutos. Ya verás cómo tiñen el agua de un color característico.

Wakame. Es de color oscuro y textura suave y delicada. Curiosamente vive en aguas con fuertes corrientes. De gran riqueza mineral, es la que tiene un contenido más alto del complejo vitamínico B. Su sabor es delicioso. Quizá has oído hablar de ella porque se la conoce popularmente como *la lechuga del mar.* Solo tarda 15 minutos en ablandarse en agua y entre 5 y 15 en cocinarse, aunque puedes comerla cruda en una ensalada.

Un consejo: el agua de su remojo te servirá para enjuagarte el pelo. Ya verás cómo te quedará: brillante y suave.

Arame. Se parece a la *hiziki,* con filamentos más largos y más finos. Sus propiedades, sabor y utilización en la cocina son prácticamente los mismos.

Agar agar. De color blanco traslúcido, se comercializa en tiras largas unidas entre sí. Sirve para espesar. Cuando la cocinas, se vuelve transparente y se diluye con facilidad, convirtiéndose en gelatina al enfriarse. Puedes tomarla simplemente remojada y añadida a la ensalada.

Si la consumes a menudo, te irá muy bien para solucionar el problema del estreñimiento.

Nori. Esta alga crece cerca de las costas, en las aguas tranquilas.

Quizá es el alga más conocida de nuestra cultura gracias a la cocina japonesa y a sus deliciosos *nori maki* o *sushi nori.* Rica en proteínas y vitaminas B y C. Una vez preparada y prensada, se tiene la sensación de estar comiendo unas hojas de papel oscuro, amoratado. Su forma nos permite una gran creatividad en la cocina. A diferencia de las otras algas, esta no necesita estar en remojo. Suele consumirse tostada, simplemente pasada sobre la llama del fuego, como si chamuscaras un pollo, o bien en la sartén hasta que tenga un tono tornasolado que permita deshacerla para esparcir una pizca sobre cremas, sopas o guisos. También sirve para enrollar arroz con pescado o con verduras y hacer aquellos cilindros llamados *maki*, que después mojaremos en *tamari* o salsa de soja, donde habremos disuelto un poquito de *wasabi*, aquella bolita verde hecha a base de rábano picantísimo.

Por su gran poder nutritivo, es un excelente complemento en la alimentación de la embarazada.

Los germinados

Se llama así a cualquier semilla que ha germinado y empieza a crecer. Pueden ayudarnos mucho si los añadimos a nuestra alimentación porque contienen muchos nutrientes y proporcionalmente pocas calorías. Los germinados son muy fáciles de digerir y se asimilan muy bien. Son antioxidantes, depurativos y remineralizantes. Contienen vitamina C y favorecen la digestión. Son ideales para añadir a la ensalada. Puedes escoger entre una variedad de germinados, según tus gustos. Nuestros preferidos son los de soja y los de alfalfa.

Las infusiones

No todas las infusiones son indicadas durante la gestación. Consulta antes con tu ginecólogo sobre cuáles son las que te convienen, si eres muy aficionada a ellas. Entre las plantas indicadas para el embarazo tenemos que destacar aquellas que tienen la propiedad de tonificar los músculos uterinos y cubrir las exigencias de minerales tan esenciales como el calcio, tan necesario en la formación de los huesos. Como puedes pasar momentos de estrés, te recomendaremos aquellas plantas que actúan sobre el sistema nervioso.

La frambuesa. Al tomar una infusión de hojas de frambuesa no solo tonificarás los músculos uterinos y conseguirás relajarlos con el fin de disminuir los dolores del parto cuando sea la hora, sino que también ayudarás a evitar los vómitos. Asimismo, posee un efecto ligeramente sedante.

La ortiga. Como mineralizante, especialmente rica en calcio, y por su gran contenido en vitaminas, resulta un tónico general del organismo muy adecuado para cubrir el desgaste que supone el embarazo.

La alfalfa. Por su contenido en calcio y magnesio y por la presencia de potasio, actúa como un sedante del sistema nervioso.

Hierbas lecheras. Hacia el final del embarazo, ve a tu herboristería y pide *hierbas lecheras.* Te darán un té elaborado a base de diferentes hierbas, que es ideal para el período del amamantamiento. Cómpralo en el noveno mes y así lo tendrás a punto cuando llegues a casa con el bebé. Su componente principal es el comino, y a partes iguales lleva anís, hinojo y melisa. Claro está que cada herboristería tiene su secreto y puede ser que añadan otras hierbas. Pero queremos destacar estas en concreto: la melisa es tranquilizadora, tiene un efecto sedante; el comino ayuda a eliminar flatulencias y su efecto espasmolítico es más potente si se combina con el hinojo y el anís estrellado. Y todo junto estimula la subida de la leche en los pechos de las madres.

Las frutas tropicales

¡Qué placer produce ver los puestos de fruta de los mercados! Cuando nuestras abuelas eran pequeñas, no había tanta variedad. De hecho, si la abuela y la bisabuela levantaran la cabeza, se quedarían boquiabiertas de la cantidad de frutas que llegan del continente americano, o de países como China y Japón o Nueva Zelanda. Sesenta años atrás, los niños solo veían estas frutas en el cine, sobre los extravagantes sombreros que lucía una cantante que se llamaba Carmen Miranda. Eran pamelas que sostenían algo parecido a una falla valenciana de frutos exóticos.

Aún hoy en día pueden sorprenderte el aspecto y el sabor de ciertas frutas tropicales. Y es que todas ellas tienen rasgos comunes: una apariencia curiosa, un sabor bien peculiar, mezcla de frutas conocidas y de flores, dulce y ácido a la vez. Pero todos estos frutos que llegan de tierras lejanas tienen muchas propiedades: son ricos en vitaminas, en general; contienen mucha agua, por lo tanto son diuréticos; aportan fibra que los hace laxantes y digestivos y, dependiendo del fruto, muchos de ellos tienen un alto contenido en minerales como el hierro, el calcio y el potasio.

Las más populares son la piña, la piña baby, el coco, el aguacate, la lima, el mango, el plátano enano o bananito y la papaya. Pero hay muchas como *el qumquat, la guayaba, el tamarillo, el tamarindo, la granadilla, el rambután, la fruta de la pasión, la carambola, el mamey o zapote, la curuba...* Queremos presentarte algunas de ellas y explicarte sus propiedades. Si no lo has hecho nunca, pruébalas, quizá te entusiasme su sabor y te hartes de tomarlas peladas o hacerte zumos o batidos.

El lichi. También se escribe *lychee, litchi, leechee, lichee* o *lichi.* Proviene del sur de China. Tiene el tamaño aproximado de una nuez, pero es redondo y su piel es rugosa y de tonos rosados. Se pela con facilidad y del interior sale un fruto blanco con hueso. Prueba morder un trozo hasta que se vea un poco el hueso de color marrón oscuro... ¡parece un ojo! Su sabor es agradable, refrescante y puede recordar al de la uva, al de la rosa y al del melocotón. Una curiosa combinación de sabores. No es excesivamente dulce, tiene un puntito ácido.

Puedes ponerlo en ensaladas, macedonias o cómértelos solos como postre. Alivia la tos y tiene un efecto beneficioso, si tienes problemas glandulares.

El rambután. Proviene del sureste asiático. Se cultiva en muchos países. Madura todo el año. Tiene un aspecto realmente sorprendente: forma ovalada, unos 40 g de peso, color rojo y la piel cubierta de pelo. Cuando lo pelas, puede recordarte al litchi por su color blanquecino y por su sabor, aunque es más dulce. Aporta vitamina C, potasio y calcio.

El aguacate. Es originario del centro y del sur de América. Tiene la forma de una baya. La piel puede ser rugosa o lisa, de color verde oscuro tirando a marrón. La pulpa de este fruto es de un verde amarillento, y su textura es mantecosa. Tiene un gran hueso dentro. Nos resulta difícil describir su sabor: no es ácido ni excesivamente dulce y no se parece a ninguna otra fruta propia de nuestro país. En cambio, si has viajado al Caribe, seguramente lo has probado porque es la base de una ensalada llamada guacamole. El guacamole se hace mezclando la pulpa del aguacate con cebolla muy trinchada y tomate natural, y hay quien le añade un chorro de limón. Lo que distingue el sabor del guacamole son las hojas del *cilantro*, una planta que se parece al perejil, y que le da un sabor bien singular.

El aguacate es rico en proteínas, sales minerales y vitaminas A y B_6, por lo cual se considera un alimento antiestresante, recomendado para aquellas futuras mamás con tendencia al nerviosismo. Al tener una estructura similar al aceite de oliva, ya que como él contiene grasa insaturada, ayuda a la prevención de problemas cardíacos y mantiene a raya el colesterol.

La papaya. Nos llega de Suramérica. Con forma de pera, la piel es de color verde amarillento y, oh, sorpresa, la pulpa es anaranjada. Tiene vitaminas A y C. Su consumo beneficia las digestiones, a la vez que ayuda a disolver las grasas del organismo. Además, la papaya verde hervida calma el dolor de barriga.

Puede tomarse de postre, rellenarla de carne o de marisco, o ponerla en la ensalada.

La fruta de la pasión. Otra fruta que llegó de América, en este caso de América del Sur. Es redonda y de color morado por fuera. Su pulpa es anaranjada y verdosa. Rica en vitamina A y C. También sirve, como el aguacate, para combatir el estrés. Y puede comerse de postre o a media tarde, abierta por la mitad y con cuchara. Asimismo puedes hacer zumos o sorbetes con ella.

El maracuyá. Es una variedad de la fruta de la pasión originaria de Brasil. Es más grande, aromática y ácida. Con las mismas propiedades, pero más refrescante.

La guayaba. Viene de Centroamérica. Redonda, piel amarilla o verde, tiene una pulpa blanca y gelatinosa. Sus semillas son comestibles. Llena de vitaminas C y B_1, es una fruta muy aromática y dulce. Puedes comerla de postre, y hacer con ella pasteles y mermeladas.

El mamey o zapote colorado. Fue una sorpresa agradable cuando nos lo ofrecieron en Viñales, Cuba. Carito apareció con unos vasos, donde había un zumo de un color rosa estridente, como el color rosa de los chicles de fresa. ¿Qué demonios era aquello? Era un delicioso batido de una fruta llamada mamey. Solo deciros que quisimos repetir de tanto que nos gustó. El aspecto de esta fruta es espectacular: una piel fina, pero dura, cuando lo abres aparece la pulpa de color rojo intenso con unos hilos de savia. Todo un espectáculo para tus ojos, y, lo que es mejor, un sabor dulce que no empalaga y puede parecerte una combinación espléndida de albaricoque y ciruela y una textura fina. Puede tomarse en zumo o en batido, hacer mermelada, añadirlo a la ensalada o cortarlo por la mitad, sacar el hueso que encontrarás en medio, limpiar la pulpa de hilos y desprenderla con la ayuda de un cucharón.

El tamarindo. Thamar significa «fruta» en hindi y quizá de ahí viene su nombre, aunque no es seguro que provenga de la India. Parece que esta planta llegó a Asia procedente del África oriental. La vaina y las semillas no se utilizan. En cambio, su pulpa es agridulce y la encontrarás en muchos platos de la cocina asiática.

La sal con yodo y flúor

Hoy en día, la sal no tiene muy buena prensa. ¡Si supieras la importancia que ha tenido para nosotros desde la prehistoria! Es verdad que no es nada saludable abusar de ella. También has oído que la sal enriquecida con yodo y flúor es mejor para nuestro organismo. Vayamos paso a paso.

Primero de todo, tienes que saber que hay varios tipos de sal. Una de estas variedades es la sal común, la que utilizamos como condimento y que químicamente es conocida como cloruro sódico (NaCl). En su estado natural, y fundamentalmente después de ser procesada, la sal es cristalina y de forma cúbica. Se encuentra disuelta en el agua de mar y de algunos lagos o bien en yacimientos.

Las sales especiales son aquellas a las que se les ha añadido algún oligoelemento, a veces para corregir deficiencias en la nutrición de grandes comunidades.

La sal yodada, a la cual se le añade yodo, y *la sal fluorada*, con flúor, son las más utilizadas. ¿Por qué estos dos elementos? El yodo, para prevenir el bocio, y el flúor, para cuidar los dientes. ¿Cómo se obtiene la sal? Pues básicamente de dos formas: directamente del mar a través de las salinas y a partir de la explotación de yacimientos, de donde se extrae la sal gema.

En el estado español, las salinas más importantes son las de Torrevieja y Santa Pola, en Alicante. Pero han habido numerosos yacimientos de sal a lo largo de todo el litoral mediterráneo, algunos de los cuales todavía existen: Sant Carles de la Ràpita, Calpe, Amposta, Mallorca o los de Ibiza, de origen púnico.

La sal ha influido decididamente en la toponimia de muchos lugares. Gerri de la Sal, Peralta de la Sal, Vilanova de la Sal, Cabezón de la Sal, Salinas de Añana, la Isla de la Sal, Salzburgo o Salt Lake City son solo algunos de los muchos ejemplos que podríamos encontrar de la huella que la sal y su extracción o producción ha dejado por todo el mundo.

¡La sal de la vida y de las momias!

La sal no se ha utilizado solo como condimento, sino que ha sido un elemento indispensable para la conservación de los alimentos. De su importancia dan fe los asentamientos sedentarios de los pueblos prehistóricos cerca de minas de sal y de salinas. La sal es usada desde tiempos inmemoriales. En el Neolítico, el hombre dejaba de ser nómada y se volvía sedentario a medida que descubría las prácticas agrícolas y ganaderas. Fue entonces cuando se dio cuenta de que la sal era un excelente medio para conservar la carne y el pescado. En el antiguo Egipto, la sal común o cloruro de sodio se utilizaba para sazonar el pescado. ¡Otra sal, el carbonato de sodio, se utilizaba en el proceso de momificación!

La sal como moneda

Un tratado de farmacología chino, fechado en el 2700 a. C., dedica una gran parte de su compendio a la discusión sobre más de cuarenta tipos de sal, los métodos de extracción y el proceso que tenía que seguirse para que fuera apta para el consumo. En Grecia se mantuvo un intensísimo comercio de la sal, en algunos momentos intercambiándola por esclavos, lo que dio lugar a la expresión «no vale su vida en sal». Y a los soldados y oficiales romanos se les pagaba con sal, el *salarium argentum* que daría lugar a la palabra *salario*, que todavía utilizamos hoy día cuando cobramos a final de mes.

Por esta razón, en Roma, el salero era una pieza muy cotizada y se heredaba de padres a hijos.

La simbología de la sal

La sal tuvo una gran importancia en los rituales religiosos de diferentes culturas, en los cuales simbolizaba la *pureza* y la *incorrupti-*

bilidad. La Biblia la menciona en unas treinta ocasiones, y utiliza la expresión «la sal de la tierra» para nombrar a los elegidos. También, según la Biblia, la mujer de Lot se convirtió, por curiosa, en una estatua de sal.

En la antigüedad, a los peregrinos que hacían el Camino de Santiago, cuando pedían cobijo, se les daba pan y sal como símbolo de *hospitalidad.* Todavía hoy en día, algunos castillos que se encuentran en esta ruta, por ejemplo el castillo de Montsonís en la comarca de La Noguera, Lérida, conservan la habitación de los peregrinos y tienen una bandeja con pan y sal gruesa para que las generaciones de ahora recuerden este símbolo. Y te diremos más, cuando alguien estrena casa nueva, es símbolo de buen augurio, de que no le faltará nunca riqueza y suerte, llevarle pan y sal.

En el rito mozárabe se sacudía sal en el tálamo de los esposos. También lo hacían en el sepulcro antes de depositar a los difuntos. En ambos casos, era un símbolo de protección, para que los librara de todo mal en el amor y después de muertos.

Y, por último, la sal es sinónimo de alegría. Cuántas veces hemos dicho de una persona sin gracia, que es sosa, que no tiene salero. Después de esta larga historia, ¿entiendes por qué dicen que tirar la sal trae mala suerte?

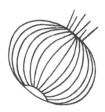

Consejos naturales

Jarabe de cebolla para combatir los resfriados, acabar con la tos y aliviar el dolor de garganta

Necesitamos un litro de agua y medio kilo de cebollas peladas y cortadas a lunas, no picadas. Lo ponemos en una olla y esperamos que arranque a hervir. Bajamos el fuego y dejamos que hierva a fuego lento durante tres horas hasta que tenga una textura cremosa. Con tanta cocción la cebolla se habrá deshecho. Lo comprobarás cuando remuevas la olla. Apagamos el fuego. Añadimos 100 g de miel y 200 g de azúcar moreno de caña. Entonces, se deja enfriar, se cuela y se pone en una botella, mejor si es de cristal y no de plástico, en el frigorífico.

Cuando lo necesitemos, calentaremos un poco el jarabe y después tomaremos una cucharada tres veces al día. ¡Es mano de santo!

Receta para hacer jabón en casa

Si nos has hecho caso, habrás guardado el aceite refrito en dos botellas de litro y medio cada una. Por lo tanto tendrás almacenados tres litros de aceite de cocinar. Preparaos padre y madre para conseguir un jabón ideal para lavar la ropita delicada del bebé o para lavarse las manos, o para regalar a los amigos y quedar de lo más respetuosos con el medio ambiente y al mismo tiempo ahorradores.

Necesitáis
- Medio kilo de sosa cáustica; la encontraréis en la droguería en bolsas de 500 g.
- 3 litros de agua.
- 3 litros de aceite usado. Tenéis que colar este aceite para que no tenga restos de rebozados u otras partículas.

Elaboración:

En un recipiente de plástico, *nunca metálico, la sosa es corrosiva,* pondremos primero los tres litros de agua.

Después vertemos con mucho cuidado la sosa cáustica y lo dejaremos reposar dos horas de reloj, lejos de cualquier niño, en un lugar donde no pueda rebosar o caerse.

Nota, importantísima: que no nos toque ni la piel ni los ojos, la sosa es muy, muy corrosiva y podría provocarnos quemaduras. Usad guantes.

Pasadas las dos horas, añadiremos los tres litros de aceite usado y con un cucharón de madera, *¡nunca nada metálico ni con la batidora eléctrica!,* removeremos hasta que la mezcla quede ligada, que cuaje. Haced esta operación con guantes que protejan vuestras manos. Unos guantes de goma de cocina, por ejemplo. Tened paciencia y haced trabajar la muñeca porque el proceso es lento, pero el resultado merece la pena. Pensad que podéis estar de quince a veinte minutos removiendo.

Una vez hayáis conseguido la textura adecuada, verted la mezcla en un recipiente rectangular de plástico o en moldes también de plástico (necesitaréis bastantes).

Olvidaros durante 48 horas y, cuando vayáis a mirar cómo ha quedado, veréis que la pieza entera o las que están dentro de los moldes son sólidas. Ya no hay peligro, podéis tocarlas. Después de esta operación de dos días, la mezcla del aceite, el agua y la sosa se ha convertido en jabón.

Encima del jabón sólido podéis encontrar un poco de líquido.

No lo tiréis por el fregadero: es lejía. Ponedlo dentro de una botella y utilizadlo para fregar el suelo.

Si el molde es grande, tendréis que cortar la pieza entera de jabón con un cuchillo largo y fino para hacer pastillas.

Podéis utilizar este jabón para lavaros las manos, o, bien escamado, para la lavadora.

Cuando tengáis más práctica, la segunda vez que hagáis jabón, probad a añadir esencias: unas gotas de agua de rosas, de limón, o de vuestro perfume... o también podéis poner y remover, cuando todavía no se ha solidificado del todo, semillas de comino, avena, romero o espliego.

Para sacarnos el mal olor de las manos

A menudo, cuando cocinamos, dependiendo de qué alimentos utilicemos, se nos queda el olor en las manos y acabamos lavándonoslas con productos químicos todavía más fuertes. Y existen otros sistemas:

- *Para eliminar el olor a ajo de las manos* podemos lavárnoslas con el poso del café.
- *Para eliminar el olor a pescado de las manos* podemos frotárnoslas con sal. Tiene que hacerse en seco, sin agua. Simplemente frotando las manos con bastante sal. Es evidente que funciona porque nos lo han confirmado las pescaderas del mercado, y de esto deben de saber un poco, ¿no?

Remedio para el dolor de cabeza

Antes de recurrir al botiquín buscando la pastillita de turno, si tenéis dolor de cabeza, poned los codos en un recipiente en agua fría y dejadlos un rato. No es infalible, pero no os hará ningún mal y seguro que os alivia un poco el malestar.

Para tener unas manos bien suaves y finas

Mezclad con el jabón neutro que utilizáis normalmente un poco de azúcar y unas cuantas gotas de limón. De esta mezcla os saldrá una pasta cremosa. Frotaros las manos con ella y luego enjuagadlas en agua. Y ya nos diréis cómo os ha ido.

Para tener las uñas fuertes

Si no os molesta el olor del ajo, intentad arañar un diente de ajo y después enjuagaros las uñas con agua y limón. Si repetís este proceso una vez por semana, conseguiréis fortalecer las uñas.

Ambientador natural

Si os molestan los olores y queréis elaborar un ambientador natural, poned clavos de especie en una naranja y colocadla en un lugar de paso de la casa.

Fórmula mágica por si te levantas cansada

Por la mañana, además de tomarte un zumo de naranja, hazte otro de zanahoria. Es ideal para combatir el agotamiento y empezar el día con energía. Ya verás cómo te recarga las pilas de buena mañana.

Otra opción es el zumo de tomate natural. Pelado, sin semillas, ¡y a la batidora! Estos zumos mantienen todas sus propiedades si se hacen y se beben en el acto. Nada que ver con los de botella o tetrabrick. El tomate es alcalinizante, es decir, que neutraliza los ácidos. Buen depurador de la sangre, combate las infecciones. Es diurético, refrescante y equilibra la temperatura corporal, por ejemplo, en caso de que tengas fiebre.

Te dará energía. En su composición lleva antioxidantes, y se están estudiando sus propiedades para prevenir la aparición de tumores.

La zanahoria, como las espinacas, lleva hierro y una concentración de *betacarotenos*, un pigmento natural que en nuestro cuerpo se transforma en vitamina A. Un buen zumo de zanahoria de buena mañana y lo notarás por dentro y por fuera porque mejorará tu piel y tu estado de ánimo. Depurativa, elimina toxinas, refuerza tus defensas, es una fuente de vitaminas A y C y muchos minerales, vaya, que te cargará las pilas.

Importante: al zumo de zanahoria no hace falta añadirle sal, solo un chorro de limón y, si quieres, un chorrito de aceite de oliva.

¡Píntate al óleo!

El aceite de almendra hidratará tu cuerpo cada día, como si se tratara de un ritual. Tu piel ganará elasticidad y servirá para prevenir estrías. Si ya tienes, ni con aceite ni con ninguna crema hidratante conseguirás que desaparezcan.

El aceite de oliva prensado en frío, que encontrarás en tiendas de productos naturales, también es muy hidratante.

El aceite de espliego, o lavanda que es lo mismo, aplicado con un masaje sobre el pecho, calmará el resfriado.

El aceite de comino, si te das un buen masaje en el bajo vientre, te aliviará problemas digestivos como cólicos o flatos.

El aceite de coco es el más refrescante. Si estás embarazada en verano o acalorada, un buen masaje con este aceite te irá muy bien.

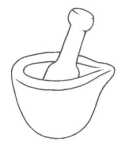

Supersticiones sobre los alimentos

- La antigua obsesión de que el primer hijo fuera varón, el heredero, el que perpetuaba el apellido familiar, hacía creer en supersticiones como esta: «Si comes marisco, tendrás un niño». Suponemos que debía de ser por la forma fálica de las gambas y los langostinos...

- Hay quien dice, sin ningún tipo de fundamento, que si preparas mayonesa cuando estás embarazada, el cordón umbilical puede enrollarse en el feto. Absolutamente falso, por supuesto. No sabemos qué pasa si preparas otras salsas.

- Seguro que si te quejas de acedía, encontrarás quien te diga que tu bebé nacerá con mucho pelo. Es una afirmación inaudita, ya que te aseguramos que muchas madres han tenido bebés pelones después de un plácido embarazo, pero sufriendo una insoportable acidez de estómago.

- No te librarás de las supersticiones después de tener el bebé. El amamantamiento también es motivo de aseveraciones como esta: el jamón en dulce mejora el sabor de la leche. Y más, el bacalao hace subir la leche. Será porque es muy salado y tienes más sed, por lo tanto sientes la necesidad de beber más líquido y esto sí que hace aumentar la producción de leche.

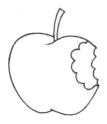

... y ¡buen provecho!

Hemos llegado al final. Un final en el que todo empieza para ti. Ahora tendrás que digerir la información que has encontrado en estas páginas y asimilar con calma todo lo que te hemos explicado. Hemos pretendido simplemente darte unas herramientas que puedes usar según te convenga. Este es un libro que puedes consultar las veces que necesites, incluso después de dar a luz a tu bebé. Si lo has leído entero, de cabo a rabo, quizá no te darás cuenta pero muchas de las cosas que has aprendido las incorporarás de forma natural a partir de ahora en tu nueva vida familiar.

Eso significa que si has conseguido adquirir unos buenos hábitos alimenticios, de ahora en adelante síguelos al pie de la letra. Las madres tendemos a tener un cuidado excesivo de la buena nutrición de los más pequeños de la casa y, a menudo, después de dar a luz, olvidamos cuidar nuestra alimentación. Además, hay otros aspectos que también tienes que tener en cuenta:

- Si, a pesar de nuestras recomendaciones, has engordado más de lo que te correspondía, no pasa nada. No te obsesiones por perder peso y volver a recuperar tu cinturita de avispa en mes y medio. Aunque veas, perpleja, que tu mejor amiga, justo después de dar a luz, vuelve a tener un cuerpo de niña adolescente, no es lo más frecuente. El cuerpo de toda mujer embarazada se ha adaptado para hacer crecer una nueva vida en su interior. ¿Qué vamos a contarte si has vivido estos cambios físicos en primera persona del singular? Hay mujeres que se recuperan con más rapidez que otras. La mayoría de madres tardan un año en recuperar su peso. No se trata de batir ningún récord. Si has necesitado nueve meses para que tu cuerpo de gestante crezca, dale nueve meses más para que disminuya. Sin prisa, pero sin pausa. Mímate.

- Recuerda que si estás dando el pecho, beber agua o cualquier otro líquido no alcohólico es fundamental para ti. Habrás oído decir que la cerveza hace subir la leche. Es cierto, pero también la horchata, los zumos de fruta, la leche de soja... Si te gusta la cerveza, espera a tomarte una cervecita fresca *sin alcohol*, después de cada toma, no antes. Sigue tomando vitaminas en forma de zumos de naranja por la mañana o de la fruta que más te guste. Quizá un batido con alguna de las frutas exóticas que has descubierto en este libro...

- Si durante el embarazo has dejado de fumar, ¡enhorabuena! Pero si lo que te preocupaba era el efecto nocivo del cigarrillo mientras esperabas a tu bebé, ahora que ya está fuera intenta no recaer. No es fácil, sobre todo si tu pareja es fumadora. Si seguís fumando, pactad una zona reservada para hacerlo, alejada de la criatura. No es necesario convencerte, porque ya lo sabes, pero lo mejor sería que *los dos* lo dejaseis definitivamente.

- Y, hablando de la pareja, ha llegado el momento de descubrir sus cualidades, quizá ocultas, de gran chef. Si repasas el nombre de los mejores cocineros del mundo, verás que la mayoría son hombres. ¿Y si el tuyo es un Ferran Adrià en potencia? No vale decir que no sabe ni freír un huevo: ¡mentira! Sabe hacer esto y muchas más cosas. Para que no se agobie de entrada, si no sabe por dónde empezar, plántale delante el menú semanal que hemos diseñado en este libro. O regálale un libro de recetas fáciles envuelto con un gran lazo. Es mucho más sencillo de lo que él piensa, o ¿acaso cree que las mujeres nacimos enseñadas? Además, saber cocinar es muy importante para uno mismo y para los demás.

Vivir en pareja es compartir papeles y este es fundamental porque le enseñará a organizarse, a ser previsor, a cuidar de la alimentación de toda la familia y, por lo tanto, a cuidar de la salud. No se trata de entrar en la cocina y lucirse un domingo al mes con un plato especial y sofisticado. Estamos hablando del día a día, de saber escuchar el cuerpo, de ser capaz de hacer un simple arroz hervido o una crema de zanahoria cuando la niña tenga diarreas o unas acelgas con patatas si el niño sufre estreñimiento, o unos macarrones al horno, o una buena tortilla a la francesa, preparar una macedonia o un caldo vegetal en invierno. Para cualquier persona ser capaz de resolver cualquier contingencia doméstica da seguridad. Seguro que descubrirá que saber cocinar es necesario, a la vez que creativo y gratificante.

¿Por qué no leéis este último capítulo juntos? ¡Que aproveche!